小食谱大药方

《随息居饮食谱》中的饮食秘密

肖彩兰 著

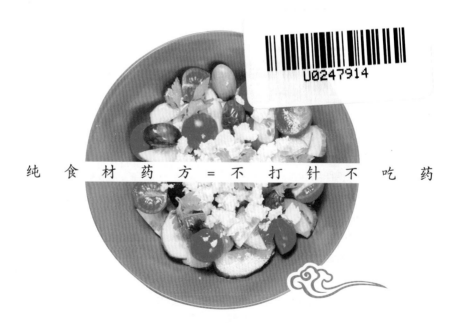

纯 食 材 药 方 = 不 打 针 不 吃 药

U0247914

天津出版传媒集团

天津科学技术出版社

图书在版编目（ＣＩＰ）数据

小食谱，大药方 / 肖彩兰著 . -- 天津 ：天津科学
技术出版社，2016.8
ISBN 978-7-5576-0673-2

Ⅰ．①小… Ⅱ．①肖… Ⅲ．①食物疗法－食谱 Ⅳ．
① R247.1 ② TS972.161

中国版本图书馆CIP数据核字(2016)第150081 号

责任编辑：张建锋　　方　艳

天津出版传媒集团

天津科学技术出版社出版

出版人：蔡　颢
天津市西康路35 号 邮编300051
电话：（022）23332695
网址：www.tjkjcbs.com.cn
新华书店经销
北京金特印刷有限责任公司印刷

开本 710×1000 1/16 印张 15 字数 280 000
2016年8月第1版第1次印刷
定价：32.80 元

Contents 目录

第**3**章　吃对蔬菜少生病

第4章　巧吃水果气色佳

第5章　美味肉荤有好药

第

1

章

药补不如食补

最简单的家常便饭，
最能补养我们的身体

在各式各样保健品大行其道的今天，你如果不知道几个保健品品牌，就会被人认为是不懂保健，不懂生活。而实际上，这些所谓的保健品的最大的价值并不是其所说的保健功效，而是馈赠亲友时所代表的一种颜面。

与其买这些东西给长辈，不如安安心心地在家陪长辈们吃几顿简单的家常饭，不一定是色香味俱全的八大菜系，但却是最新鲜的食材，最健康的烹饪方式，吃这样的饭菜，会给人一种大口大口地吃进营养的安全感。

那么，日常生活中，怎样树立观点让自己吃得科学、吃得安心呢？

🥣 第一：吃饭不仅要定时定量，还要讲究烹饪方式

用心血来潮比喻某些人吃饭再形象不过了，尤其是吃货同志们。有名气的食摊和饭店，定会让他们大快朵颐。只是这样很容易摄入过多的脂肪或者营养摄入不足，给身体带来负担。

在这里，需要强调一个"吃货"概念。并不是能吃、爱吃就是吃货，而是会吃且吃得健康。同样是鸡鸭鱼肉、山珍海味，烹饪方式不同，不仅味道差别很大，营养也被破坏得所剩无几。通常，饭店里好看、好吃的菜品，并不一定能补充身体所需的全部营养。

🥣 第二：重肉鱼，轻零食

现如今，食物花样越来越多，应酬聚会越来越多，几乎每个人都在喊着要瘦身，回归正常体重。减肥不再是女性朋友们的口号，男人们想要标榜自己的身份，也不得不加入节制饮食的队伍。在这种情况下，很多人选择不吃肉类和鱼，或者正常三餐只吃少量的东西，但这会导致零食量的增多。现在很多年轻态的公司，招聘时都有一项诱人的福利，就是下午四点的下午茶和零食。不过，据调查，很多公司的零食都是高糖、高热量的东西。长久下去，会造成营养失衡，给身体增加负担。为了拥有健康的体魄，我们应该按照食物金字塔教我们的，按比例摄取蛋白质、脂肪、碳水化合物、矿物质、维生素等营养成分，养成以蔬菜为主的饮食习惯。

🥄 第三：享受吃饭的前提是有充足的时间

我见过很多人吃饭，因为时间、事情等关系，随便吃几口，或者跟完成任务似的将饭菜一扫而光。这样的后果，要么是吃饭时间不规律，导致肠道适应性变差，要么就是饭量过多。正常情况下，人进食后20~30分钟才会感觉到饱。你如果吃得太快，就会在20分钟之内吃进更多的东西才会感觉到饱，很可能超标。

🥄 第四：管好自己的嘴

有事没事嘴就是闲不住的人是你吗？整天嚷嚷着减肥的你，行动上却毫无表示，零食还是一袋袋地买，热量超出多少你又了解吗？要想保持体形，就要控制好你的嘴，少吃零食才是胜利的捷径。不要把糖果、饼干放在你的视线范围内，正所谓"眼不见，就想不起来吃"，你就可以减少摄入过多的热量了。

　　如果每天在固定的时间吃饭，那么在规定的吃饭时间前你的大脑就会发出信号，于是你开始感觉到饿，你的肠胃也收到大脑的指令开始准备消化吸收的工作了。这样一来，你的消化系统就会因为提前收到信息并做好准备工作了，消化起食物来就会比平常更高效。

　　健康的进食习惯养成后，你会发现，只需要在一日三餐中稍加注意，就能起到保养身体的作用。保健品、营养品根本都是派不上用场的。

　　最简单的家常便饭，足以补养身体所需。

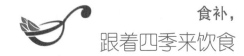

食补，
跟着四季来饮食

　　中医认为，世界上的事物并非独立分离的，而是处于相互和谐的状态。古代中国人对自然界的关系及规律有独特的见解，他们以一个整体观来认识世界，更创立阴阳、五行理论去解释各种复杂现象。而人类是一个有机整体，属于自然界的一分子，因此一定受外界环境气候所影响，相应地也会根据需要，产生不同的生理或病理反应。不同的季节，身体脉搏现象，包括节奏、速度、搏动量、张力方面都有转变。春天偏向弦脉，脉管张力增加；夏天偏向洪脉，脉势盛大，骤来骤去；秋天偏向浮脉，手指轻按皮肤表面即能清楚触到搏动；冬天偏向沉脉，轻按不明显，要重按才能感到脉动起伏。一般在辨证时，中医师都会考虑到这些因素。另外，疾病的发生、发展及变化都是有季节性的，春天好发温病，夏天易中暑，秋天有燥症，冬天有冻伤。

　　同样地，中医会顺从春、夏、秋、冬四季的阴阳消长规律，来适应一年中寒热温凉的气候变化。中国人普遍相信进补调养，饮食习惯亦注重自然规律。调节饮食是保持健康长寿最基本的方法。根据中医理论，人体只要始终调整在阴阳相对平衡状态中，就可以预防和减少疾病。根据季节特点，结合个人的体质、食物或药物的性味等，实行合理调配饮食，可以增进人体对外界的适应力，达到调节阴阳，恢复内在动态平衡的目的。

　　中医季节饮食保健，是根据"春夏养阳、秋冬养阴"的原则制定的。强

调 "春夏养阳、秋冬养阴"，是由于春夏季人体阳气都充实于体表，体内的阳气却显得不足需要补给；秋冬气候干燥寒冷，故须滋阴防燥，并贮存能量为来季做好准备。

🥣 春三月

春季养生之道突出一个 "生" 字。春天是万物生长、阳气初生的时节。中医认为，为适应春季阳气升发的特点，此时应该扶助阳气，增强抵御以风邪为主的外邪入侵。所以在饮食上可适当地进食温补阳气的食品，减少生冷黏滑食物。根据中医五行理论，肝脏与春天相适应，酸味食物入肝，多食会使偏亢的肝气更旺，并继而影响脾胃的运化功能。所以食物性味宜少酸增甜，多食甜食以补助脾胃。适合的食物有：麦、枣、山药、豆豉、花生、葱、香菜、芹菜、莴苣、菠菜或芥菜等。

🥣 夏三月

夏季养生之道突出一个 "长" 字。夏季是一年之中阳气最盛的季节，气候炎热多雨水，万物生机盎然。中医认为此时人体阳气向外，阴气潜伏在内里。其主要表现为气血相应地旺盛，并且活跃于体表，使汗液排泄增加，功能活动加强，精力充沛。夏季饮食调养是有必要的，一方面代谢增强，营养消耗增加，另一方面由于食欲减低及消化吸收不良，又限制了正常的摄取，所以很易引发代谢紊乱。饮食方面除应补充营养及水分外，还应在食物性味上适当地少苦增辛，少吃热性食物如羊肉等，以避免与夏季相适应的心脏亢奋。同时亦忌食过量的生冷之物，以温食为宜，否则容易损害阳气。此时湿邪及暑热经常困扰，容易引起出汗、口渴、烦躁、身重疲惫、无食欲、额头沉重等症状。适当地进食清淡应时之蔬果可以解渴消暑，清热利湿，如西瓜、苦瓜、桃、草莓、番茄、绿豆、黄瓜、冬瓜、南瓜、姜、莲藕、莲子、薏苡仁、山药。

🥣 秋三月

秋季养生之道突出一个"收"字。秋天气候凉爽干燥，是万物成熟收获的季节。此时阳气渐收，阴气渐长，人体的代谢也开始阳消阴长地过渡。中医认为秋天应防燥护阴，因为气候干燥，容易出现口干咽燥、皮肤粗糙、流鼻血、脱发或偶尔有便秘的燥象，故饮食应以滋阴为主。合适的食物有芝麻、蜂蜜、枇杷、菠萝、乳品、甘蔗、百合、雪耳等柔润食物。肺脏是人体与外界大气交换的场所，最易受秋燥损害，食物性味宜少辛辣增酸，尽可能少食葱、姜、蒜、肉桂等辛味之品，多进食一些酸味蔬果如苹果、柚子、柠檬、山楂等，都可以滋养肺脏。

🥣 冬三月

冬季养生之道突出一个"藏"字。冬季气候寒冷，阳气潜藏，阴气盛极。草木凋零，万物以冬眠状态来养精蓄锐，并为来春做好准备。人体的代谢也处于相对缓慢的水平。冬季饮食对正常人来说，应当遵循"秋冬养阴"的原则，即不宜生冷，也不宜燥热，最宜食用滋阴潜阳、热量较高的膳食，如羊肉、鹅、鸭、核桃、栗子、萝卜、木耳等。为避免维生素缺乏，亦应多食新鲜蔬菜。冬天与肾脏相适应，肾脏的收摄功能促进能量蓄备。食物性味方面少咸增苦，可以减轻肾脏的负担。冬季亦是进补的时机，由于身体代谢较缓，营养物容易积存，因此选择具有不同功能的食物，或在膳食中适当地加入药材，可增强脏腑功能或补充不足，从而提高人体的抗病能力。

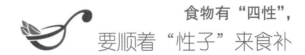

食物有"四性"，
要顺着"性子"来食补

古代的医学家认为"药食同源"，食物与中药一样，有寒、热、温、凉四种属性。这四种属性也叫"四气"，主要是根据人吃下食物后身体的反应归纳而出的。

中医治病在一定程度上继承了"五行"相生相克的理论。也就是说，在治疗热疾时，中医会选择与热性味相反的食物，即寒性或凉性食物，比如白萝卜、香蕉、西瓜、冬瓜、苦瓜等食物，这些食物或性寒，或性凉，在清热泻火方面都有着不错的效果，患有热性病的人可以多吃。不过，食用过多的寒性食物会引起人体的阳气不足，所以体质虚寒的患者，应该忌食寒性食物。当人们遇到寒凉疾患的时候，可以用温热性味的食物来食疗。比如伤寒患者就可以适量地进食羊肉、辣椒、姜、葱、蒜、酒等性味较温的食物，这对于疾病的治疗能起到辅助作用。

食物的属性与温度不同。譬如一杯热的绿茶，刚开始喝下去会有灼热的感觉，但不久就会有清凉的感觉。这说明绿茶是性寒的，所以夏天可以喝绿茶清热降暑。如果一种食物吃下去后，身体没有明显的发热或是发冷的感觉，则为性平，比如我们每天吃的大米就是性平的。

需要注意的是，食物的属性不是一成不变的，不同的吃法会影响到某些食物的属性。例如莲藕生吃时是性寒的，煮熟吃时就变成性微温了。其他一些寒凉的食物煮熟吃时，寒凉的属性也会减弱。

有的人比较怕冷，在天气寒冷的时候常常手脚冰冷，像这种情况，只要使用姜母茶等温补类食物就可以改善畏冷的状态，让手脚都能够暖和起来。这样的调理办法，就是利用食物偏性来调整身体的不平衡状态，热性食物可以调整寒性体质，同理，寒性食物可以调整热性体质。

不同属性的食物，吃下去后会对人体产生不同的影响。魏晋时的名士会服用"五石散"来养生，五石散的主要成分是钟乳石、紫石英、硫黄、赤石脂、白石英等热性的矿物药。晋朝的历史学家皇甫谧曾说自己吃下去后，"隆冬裸袒食冰，当暑烦闷"。冬天时要脱光衣服吃冰，夏天则会烦闷，可见五石散的属性十分燥热。吃了五石散之后要不断走路，散出内热，称为"行散"，这就是"散步"一词的由来。

现在当然不会再有人吃五石散了，而在我们的日常饮食中，也能找到食物四性的具体应用。比如，我们在吃性寒的螃蟹时，要佐以性温的生姜；炖鸡时要用偏凉的蘑菇来炖温性的鸡肉。

综上所述，食物性味不同，作用各异，我们必须根据食物的性味来选择补身的食物。否则，用食不当，于身体不利。根据食物性味不同，现将常用食物以温、平、凉三类分列于下。

禽兽类：温性的有鸡肉、犬肉、羊肉、牛肉、鹿肉、猫肉、雉肉等；平性的有猪肉、雁肉；寒性的有兔肉。

鳞介类：温性的有鲫鱼、鲥鱼、虾、鲢鱼、鳝鱼等；平性的有鲤鱼、银鱼、乌贼鱼等；寒性的有鳗鱼、田鸡、螃蟹、鳖、龟、蛤子、牡蛎等。

蛋类：温性的有鹅蛋；平性的有鸡蛋、鸽蛋、鹌鹑蛋；寒性的有鸭蛋。

乳类：温性的有羊乳；平性的有牛乳；寒性的有马乳。

菌类：黑木耳、银耳、香菇、蘑菇都为平性。

谷食类：温性的有面、酒曲、蚕豆、豆油、酒醋等；平性的有糯米、粳米、黑豆、黄豆、豌豆、豇豆等；凉性的有小米、荞麦、绿豆、豆腐、豆浆、豆豉等。

瓜菜类：温性的有生姜、大葱、大蒜、韭菜、胡萝卜等；平性的有土豆、西葫芦、南瓜等；寒性的有苋菜、油菜、白菜、黄瓜、西瓜、丝瓜、冬瓜、苦瓜、竹笋、芋头、茄子、西红柿、菠菜、芹菜等。

果品类：温性的有龙眼、荔枝、大枣、饴糖、砂糖、白糖、莲子、葡萄、蜂蜜、胡桃、乌梅、木瓜、橄榄、李子、栗子、桃子；平性的有枇杷、青梅、菠萝等；寒性的有梨、菱、藕、广柑、百合、甘蔗、白果、柿饼等。

"酸、甜、苦、辣、咸"
五味要吃对

食物的味一是指人们通过鼻子闻到的气味，二是指吃到嘴里感受到的滋味。古代有"神农尝百草"的传说，尝的便是百草的"味"，神农氏也因此被当作医药之祖。我们在日常生活中常说的五味是指酸、甜、苦、辣、咸。中医理论中所说的五味与之类似，只是把甜、辣换成了同义的甘、辛。

食物的滋味是人体的主观感觉，自然和人的情绪、神志密切相关。中医理论认为，五味会对心神有不同的影响，进而影响人体的健康。中医食疗就是根据不同的身体状态，通过食用不同味道的食物，结合其寒热温凉的性质，顺应或抑制心神，借此调整脏腑功能、气血运行，以达到五脏平衡和谐的目的。

俗话说："葱辣鼻子蒜辣心，芥末辣得鬼抽筋。"这说明同是辛辣的食物，影响到的人体器官也不相同。例如葱辣的是鼻子，冬天受寒感冒时，有人就会拿大葱煮汤，里面加红糖或是生姜，趁热放在碗里，鼻子凑上去使劲吸气，这就是"服气"的由来。

我们的日常饮食，有酸、甜、苦、辣、咸五味，五味养我们的五脏。人们的口味也有千差万别。如何让各种味道的食品为你的健康做出最佳贡献，关键就在于全面了解食物"五味""五性"的营养以及正反两面的健康功效，从而准确地把握五味食疗的要点。

🥣 五味之一：甘味食物

1.甘味来源：由糖类产生。

2.甘味的正面功效：补养身体，解除肌肉疲劳，调和脾胃，止痛，解毒。

3.甘味的反面功效：过量食用，会使骨骼疼痛、头发脱落。同时还伤肾，致使心气烦闷、喘息、肤色晦暗。甜食吃得过多还会引起血糖升高，胆固醇增加，使人发胖，引起身体缺钙及维生素B_1的不足及龋齿，甚至会诱发心血管疾病。

4.甘味禁忌：脾、胃病忌甘味。

🥣 五味之二：酸味食物

1.酸味来源：由有机酸产生，如醋酸、乳酸、柠檬酸等。

2.酸味的正面功效：增进食欲，健脾开胃，增强肝脏功能，对防治某些肝脏疾病有益，酸食还可提高钙、磷元素的吸收。

3.酸味的反面功效：酸味过多，可能会使肌肉失去光泽、变粗变硬，甚至口唇翻起。酸食过多还会引起胃肠道痉挛及消化功能紊乱。

4.酸味禁忌：脾、胃病忌酸味。

🥣 五味之三：辛味食物

1.辛味来源：主要由辣椒素等辣味成分产生。

2.辛味的正面功效：祛风散寒，舒筋活血。还能刺激胃肠蠕动，增加消化液的分泌，促进血液循环和机体代谢。

3.辛味的反面功效：辛味有较强的刺激性，过量食用会刺激胃黏膜，使肺气过盛、筋脉不舒、指甲干枯。患有痔疮、肛裂、胃溃疡、便秘等症者还会加重病情。

4.辛味禁忌：肝病忌辛味。

🥣 五味之四：咸味食物

1.咸味来源：由氯化钠等成分产生。

2.咸味的正面功效：能软化体内酸性的肿块，调节新陈代谢。在呕吐、腹泻及大汗后，适量喝点儿淡盐水，可防止体内微量元素的缺乏。

3.咸味的反面功效：由于咸味的食物入肾，口味如果长期太咸，会使流经血脉中的血瘀滞，甚至改变颜色。尤其心脏病、高血压患者饮食不宜过咸。

4.咸味禁忌：心肾病忌咸味。

🥣 五味之五：苦味食物

1.苦味来源：由有机碱、无机碱离子产生。

2.苦味的正面功效：解除燥湿，清热解毒，泻火通便，利尿及健胃。

3.苦味的反面功效：吃太多苦味食品，会使皮肤枯槁、毛发脱落。过苦还易导致腹泻、消化不良等症。

4.苦味禁忌：肺病忌苦味。

第
2
章

五谷杂粮最养人

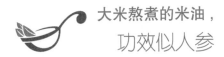

大米熬煮的米油，功效似人参

《随息居饮食谱》云：贫人患虚证，以浓米饮代参汤，每收奇迹。

粥熬好后，上面浮着一层细腻、黏稠、形如膏油的物质，便是"米油"。

古语"粥为世间第一补之物"，米油则是粥的灵魂。米油细腻、黏稠，是人人都消费得起的滋补品。《随息居饮食谱》说："贫人患虚证，以浓米饮代参汤，每收奇迹。"说"米油可代参汤"，是因为它和人参一样具有大补元气的作用。只是，人参虽贵为"百草之王"，却易引发上火，而米油却没有任何副作用。

清代赵学敏撰写的《本草纲目拾遗》记载，米油"黑瘦者食之，百日即肥白，以其滋阴之功，胜于熟地，每日能撇出一碗，淡服最佳"。

小时候自己体质弱，每到冬天便感冒，隔三岔五的几乎是贯穿整个冬天，每次输液之后，奶奶就会用新鲜的大米熬粥。砂锅盛水，水炖开后放米，待锅开后转小火慢慢熬，熬粥的时候奶奶就在旁边守着，过几分钟搅一次，用她的话说便是"要想煮好粥，六十六次搅"。粥熬好后，用勺子把最上面的一层米油盛出来，拌入盐就可以食用了。基本上，一次就只能熬出一小碗。当时只是觉得很好吃，而且吃了之后又有力气跟小伙伴们玩，长大之后才渐渐理解了那份浓浓的爱和关怀。现在，我每周也会用这样的方法给家人熬一次粥，不仅仅是因为它的营养，更是对过去、对奶奶的一种缅怀方式。

常听人说起"年过半百而阴气自半"，意思是说老年人不同程度地存在着肾精不足的问题，如果常喝米油，可以达到补益肾精、益寿延年的效果；产妇、患有慢性胃肠炎的人经常感到元气不足，喝粥油能补益元气、增长体力，促进身体早日康复。

喝米油时最好空腹，在米油中加入少量食盐，可起到引"药"入肾经的作用，以增强米油补肾益精的功效。《紫林单方》记载，这种吃法还对患有性功能障碍的男性有一定的治疗作用。此外，婴幼儿在开始添加辅食时，米油也是不错的选择。

邻居陈师傅，年过古稀，是位有名的厨师，大半生的掌勺生涯让他口福不浅。去年，陈师傅重病在床，平日那些美味佳肴在赢弱的肠胃面前失去了魅力，眼看着胃口越来越小，人越来越瘦，陈师傅老伴问我吃什么好，我就把奶奶煮粥的办法告诉了她，让她每天给老伴吃碗米油。这样不仅能养护脾胃，也能补充营养和元气，假以时日，肯定会好起来的。

有人有疑惑，有时候煮粥有米油，有时候又非常少，那粥里的米油含量该如何测量呢？这还得向前人请教。幼年，陪奶奶去寺庙吃腊八粥，奶奶告诉我，旧时官府办粥厂，粥煮好后，地方官要例行检查，拿一根竹筷插在放粥的大木桶里，竹筷不倒，方准向人施发。现在想来，那能使竹筷不倒的便是营养丰富且厚实的米油了，在家煮粥也不妨试试这个办法。

实际上，不光是大米，小米熬出的米油营养也非常棒，小米和大米味甘性平，都具有补中益气、健脾和胃的作用，如果二者一起用来熬粥，米油滋补脾胃的功效更佳。老年人与其吃人参、地黄等补品，不如每天早上煮一碗带米油的粥给自己喝。年轻人想为父母尽孝心，不如精心选一些上好的米，朴实的米显得既温情又体贴。说到上好的米，并不是说要包装美观，价格最贵的米。煮粥最好的米便是新米，即当年产出的米，其中又以东北大米和泰国香米最佳。

需要注意的是，为了获得优质的米油，煮粥所用的锅必须刷干净，不能有油污。煮的时候最好用小火慢熬，而且不能添加任何作料。研究表明，新鲜大米的米油对胃黏膜有保护作用，适合慢性胃炎、胃溃疡患者服用，而贮存过久的陈旧大米的米油则可能会引发溃疡。因此，熬粥所用的米必须是优质新米，否则，米油的滋补作用会大打折扣。

🥣 大枣银耳粥

1.食材：粳米100克，银耳10克，红枣15克，莲子10克，枸杞10克。

2.调料：白砂糖适量。

3.做法：

（1）干银耳用冷水浸泡半天，择洗干净。

（2）红枣洗净，泡软去核。

（3）莲子、枸杞分别洗净，泡软备用。

（4）粳米淘洗干净，用冷水浸泡半小时，捞出，沥干水分。

（5）锅中加入约1000毫升冷水，将粳米、红枣放入，先用旺火烧沸。转小火熬煮至八成熟时加入银耳、白糖、枸杞，稍煮即可。

4.功效：健脾，生气血，通肠，清宿便。

🥣 黑芝麻粳米粥

1.材料：黑芝麻25克，粳米50克。

2.做法：

（1）黑芝麻炒熟研末备用。

（2）粳米洗净与黑芝麻入锅同煮，旺火煮沸后，改用文火煮至成粥。

3.功效：补益肝肾，滋养五脏，预防早衰。

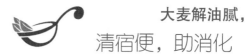

大麦解油腻，
清宿便，助消化

《随息居饮食谱》云：大麦须有消肿胀之功。

几千年前，先民们便开始种植大麦了。《诗经·周颂·思文》中有"贻我来牟"一句，其中，"来"是小麦，而"牟"便是我们所说的大麦了。

现在的年轻人熟悉大麦还要从韩国料理说起。韩剧的热播使得韩国料理在国内吸引了一大批粉丝，不起眼的泡菜和大麦茶成了其中的亮点。去韩国料理店吃饭，当你吃得醋畅淋漓时再喝一杯暖暖的大麦茶，顿时嘴里清爽好多，刚放下的筷子不知不觉又拿了起来。

实际上，大麦茶不仅仅能开胃解腻，还有助消化的作用。据韩国朋友讲，韩国人的日常饮食比较容易上火，比如烧烤、火锅、泡菜等，吃多了这些食物，肠胃负担就很重，往往会导致便秘、肚胀，时间长了，胃口也会减小。而大麦茶具有通肠、助消化的功效，吃饭的时候来一杯是再好不过了。

前几天过节，家里人一起吃饭，我看侄女没吃几口就去看书了，以为是饭菜不合胃口，结果她说最近吃点东西就肚子胀，早晚还会恶心，大便干燥而且好几天才一次，最近小肚子都出来了，不敢多吃。她在一家出版社上班，我知道她这个职业就是长时间面对电脑，饮食没规律不说，平时运动也很少，肠道长时间处于"半休眠'状态，肠道的蠕动能力更差劲了。

而且平日午餐就是快餐店的外卖，看起来大鱼大肉的，实际上都是些不好消化、油水很大的食物，长此以往就出现了她这种消化障碍症状。我跟她说明原因后，让她拿了些大麦茶，每天喝点儿，别说是胃口不佳、消化不良，就是黯淡的气色，也可以喝得红润起来。

大麦茶除了能去油腻、助消化，还有解暑的作用。在夏天喝，能够起到类似绿豆汤一样的效果，这归功于它的利尿功效。王士雄说大麦有消肿胀之功效便在于此。而其他的古书中也说大麦有主治小便不通的作用。原理在于，大麦茶走肾经，肾经主小便，喝大麦茶，通利小便，多撒尿，及时排出体内的热量，不让体内的热量聚积过多，这样就不容易中暑了。

不过大麦本身性微寒，如果身体偏寒，喝大麦茶可能就不太合适，而应该食用大麦粥。因为大麦经烹煮后，寒性会减弱，转为温性。而且大麦粥具有与大麦茶同样的功效，虽然没有很多时尚的元素在里面，但也是传统美食，老少咸宜。

大麦粥的做法非常简单，取50克大麦，50克大米，按照常规做法加水煮成稀粥就可以了。冲泡大麦茶时，可取适量的茶，然后用一个小纱布包起来放入杯中，第一次加水只需要浸过茶包就可以了，因为第一水茶味道和颜色还没有泡出来，泡约三分钟之后，把水倒掉，第二次常规加水就好了，沏好后的茶呈略深、透明的棕色。

随着家庭结构的变化，中国人对节日也越来越重视，因为过节意味着很久没见面的家人亲朋可以聚在一起。中国人在一起便是吃，经济条件好了，鸡鸭鱼肉无奇不有。这本是好事，只是对于脾胃比较虚弱的人来说，吃得太好反而成了折腾，因为东西消化不了胃会很难受。几天下来口福倒是不浅，肠胃也没少受罪。

所以，大餐过后或者平时感觉肠胃积胀的时候，不妨吃上几顿大麦粥，让肠胃休息一下。老年人的消化功能本来就弱，更适合吃这个粥。当然，有的人会觉得只是大麦会显得单调，这时候可以往粥里加入山药、红薯、蚕豆、南瓜等健脾胃的食材。

薏仁绿豆大麦粥

1.材料：大米80克，薏仁20克，绿豆20克，大麦仁10克，葱花少许，食盐3克。

2.做法：

（1）先将大麦仁、薏仁、绿豆洗净泡一个小时。

（2）泡过的大麦仁、薏仁、绿豆一同入锅，煮到豆皮开始裂开、脱落。

（3）把淘洗干净的大米放入同煮，煮烂即可。

3.功效：解腻，清肠道。

大麦山药粥

1.材料：大米50克，麦仁100克，山药100克。

2.做法：

（1）将麦仁洗净用凉水浸泡两小时。

（2）浸泡好的麦仁和白米淘洗干净后放入锅中，放入足量的水，大火熬开后，中小火熬四五十分钟。

（3）山药削好皮后放入冷水中浸泡备用。

（4）45分钟后米粥已经变得黏稠了再倒入山药再煮15分钟即可。

3.功效：助消化，热量低，清理身体杂质。

薯菇麦煲饭

1.材料：口蘑4个，大麦30克，黄豆20克，土豆100克，胡萝卜30克，卷心菜3片，橄榄油、五香粉、食盐、鸡精适量。

2.做法：

（1）大麦、黄豆泡透换水入电饭煲，加水至1.5倍米的高度。

（2）胡萝卜切大点的块，蘑菇切块。

（3）土豆去皮切小块入锅，加入所有调味料。

（4）拌匀选普通煮饭功能即可。

（5）饭快打到保温状态时，可将卷心菜放入饭上焖熟。待跳到保温状态后，再焖半小时更好。

（6）将熟菜叶铺入盘内，煲饭打入碗内，翻扣于菜叶上即可。

3.功效：通肠助消化，增强免疫力。

莲子百合，
抵御疲劳的黄金搭档

　　《随息居饮食谱》云：莲子，鲜者甘平，清心养胃，治噤口痢，生熟皆宜。干者甘温，可生可熟，安神补气，镇逆止呕，固下焦，已崩带、遗精，厚肠胃，愈二便不禁。

　　且不说莲子的功效，生活中有些人对花有一种特殊的情结，尤其是被千古吟唱的莲花以及象征优雅清纯的百合。而恰恰这两种花非常容易让人联想到它们的果实，尽管观赏百合和食用百合是有区别的，但这不妨碍人们的喜爱。实际上，它们不光是通过形貌和芬芳的气味向人们表达友爱之情，而且它们的果实才是最具意义的存在。

　　《随息居饮食谱》中说："莲子，鲜者甘平，清心养胃，治噤口痢，生熟皆宜。干者甘温，可生可熟，安神补气，镇逆止呕，固下焦，已崩带、遗精，厚肠胃，愈二便不禁。"这么说来莲子既是滋补品，又是一味中药，有养心安神等功效。

　　百合的功效也不逊色于莲子，王士雄在书中说道："百合甘苦凉，清营涤暑，润燥通肠，剥去外一层，水浸去苦味，或蒸或煮，加白糖食之耐饥。打成粉，阴虚内热及便燥者，服之甚宜。"

实际上，在我们的中医处方上，莲子通常称为莲肉、湘莲肉。莲子有补脾止泻、益肾固精、养心安神的功效。脾虚引起的倦怠无力、胃口不佳、腹泻拉肚，心肾不交导致的烦躁不堪、心悸失眠、心火炽盛都可以用莲子来食疗。

前几天接受一个采访，是关于慢性疲劳综合征的。采访的原因始于一次问卷调查结果，当下很多人会频繁地感到疲累，睡够八小时了还是不想起来，每天下午两点大脑就开始浑浑噩噩，刚开始喝咖啡还有作用，时间长了，咖啡也变成了一种饮料。更多的人表示去医院看过，吃过一些中成药、西药，但是效果都很差。

临床上来看，疲劳有两种，一种是闲出来的疲劳，一种是累出来的疲劳。不管是哪一种，中医上讲"心为脾之母""脾主肌肉"。脾气虚弱，从身体的横纹肌到内脏器官的平滑肌都会无力，疲劳自然是随之而来的事。当你为工作、为学业而心力操劳过度时，脾气便会受到损害。胃口不好、口淡寡淡、肌肉无力等就属于疲劳症状。因此，我建议大家平时可以将莲子百合放在一起煮粥或者炖汤食用。

补脾的食物有很多，为什么选择莲子、百合呢？原因在于疲劳不仅仅是生理上的，也是精神上的，甚至精神上的因素占据上风，因此，在健脾的同时还需要养心，养心最好的食物莫过于莲子了，尤其是莲子心。另外疲劳的并发症便是越疲劳越没有胃口，好不容易吃点儿东西，肠胃又不适了，因此，选择同样凉性的百合作为搭档，这样心、脾、肾、肠都补养到了，效果自然很棒了。

另外，很多人吃莲子都会把莲子心挑出来，因为太苦。实际上，莲子的养脾、养心功效最主要的就是靠莲子心来实现的，扔掉莲子心效果会差很多。其实，能够接受苦瓜味道的人都是可以接受莲子心的，它们的苦味相差不大。莲子心还有一种清香，心神不宁、心火旺盛的人用莲子心泡茶喝效果非常明显。

取大米80克，干百合15克，莲子30克，枸杞5克，冰糖适量。先用温水将干百合、莲子浸泡2个小时，大米淘洗干净后用冷水浸泡半小时。砂锅中加水烧开，之后放入大米，待锅煮开之后再放入干百合、莲子转中火熬煮至熟，最后放入冰糖搅拌就可以吃了。喜欢吃冰粥的人可以用小碗盛出裹上保鲜膜放入冰箱冷藏后食用。

上面这道食谱，也不一定要煮成粥，直接将莲子百合炖汤加冰糖饮用效果也很棒。当然，莲子自古以来是公认的老少皆宜的鲜美滋补佳品，日常饮食中也可用来炖肉汤、制馅、做糕点等。

莲子的挑选非常重要，它决定了你是否能够煮出美味又滋补的汤饮。选购莲子不要尽看颜色白的，那有可能是漂白过的，天然的、没有漂白过的莲子是带点黄色的。你也可以闻气味，天然的、没有漂白的莲子有一股清香，而漂白过的气味比较刺鼻。莲子的饱和度也是一种倾诉，越饱和的莲子营养越丰富，不饱和的一般是没有成熟就被采摘了，或是长了虫子的。

🥣 莲子百合肉片汤

1.材料：瘦肉100克，莲子50克，百合20克，高汤600毫升，枸杞少许，姜5克，盐2克，淀粉、食用油、香油各适量。

2.做法：

（1）瘦肉切薄片，用淀粉、食用油抓匀腌制15分钟；百合洗净掰成小片；姜洗净切片；莲子、枸杞洗净。

（2）砂锅中放入高汤、姜片、莲子煮开后转小火煮到莲子软熟。

（3）放入瘦肉片大火煮5分钟。

（4）加入百合再煮2分钟。

（5）加入枸杞略煮。

（6）最后加入适量盐调味即可。

3.功效：养神，提高免疫力。

🥣 三色补血汤

1.材料：干莲子50克，干红枣10枚，干银耳10克，红糖30克。

2.做法：

（1）干莲子洗净去芯；红枣洗净去核；银耳泡发洗净，去根蒂。

（2）将干莲子、干红枣、泡发银耳放入砂锅中加入温水1500毫升，大火煮沸后转小火煲至汤汁浓稠。

（3）调入红糖即可食用。

3.功效：调养气血，抵御疲劳。

腊八粥

1.材料：大米50克，黄小米50克，黏黄米50克，糯米50克，秫米50克，红小豆100克，莲子100克，桂圆100克，花生米100克，栗子100克，小红枣100克，冰糖适量。

2.做法：

（1）先将莲子去衣、去心，放入碗中加水浸泡5个小时。

（2）再放入蒸笼，用旺火蒸约1小时，蒸熟取出备用。

（3）将桂圆去掉皮、核，留下果肉备用。

（4）将栗子切个口子在开水中煮10分钟，取出剥掉壳及衣。

（5）锅内放入适量的水，然后把秫米、红小豆、花生米、小红枣洗干净倒入锅内煮。

（6）待煮成半熟时，再将大米、黄小米、黏黄米、糯米洗干净倒入锅内一起煮，待锅开后，再用微火煮。

（7）将粥煮熬到七八成熟时，把蒸熟的莲子倒入粥内搅拌均匀。

（8）开锅后再煮一会儿移下火来，盛入清洁消毒的碗内，放入冰糖即可。

小米，
产妇及病患者的"代参汤"

《随息居饮食谱》云：功用与籼、粳二米略同，而性较凉，病人食之为宜。

小米就是我们常说的粟，小米的生命力很顽强，一碗小米撒在地上，就会长出一大片，小米也是最不"矫情"的食物了，几乎在任何贫瘠的土地上都能生长。小米因此而被大众所熟知，其营养价值也是最早被发现并且一代代流传了下来。

在很多地方，女人生完孩子之后，都会用小米加红糖的方式来调养身体。这是因为产妇在分娩过程中体力消耗大，失血多，产后很虚弱、疲劳甚至脱力。注射葡萄糖只会让产妇不缺乏能量，却无法补充营养，而此时吃些炖补的荤汤及肉也不利于身体的消化吸收。这时最好的选择便是小米粥及小米熬制的汤等较为清淡的食物。

当然，这也是有理论依据的。李时珍在《本草纲目》中说："小米补虚损，开肠胃"。而这两点，恰好是新妈妈最容易也最需要关注的状况。实际上，所谓的虚损也是因为饮食不当导致的，饮食不当，肠胃功能就会受影响，因而，说到底，还是要补养脾胃。小米为什么能补脾胃？我们通常说甘味入脾，黄色入脾。从五色上来讲，小米是黄色的；从五味上来讲，小米味甘而咸，因此中医说小米能"和胃温中"。北方妇女生小孩，坐月子是不吃荤的，主要是喝小米粥，就是因为这个原因。

为什么要强调加入红糖？因为红糖可以帮助养血，这对于新妈妈来说也是至关重要的。另外，新妈妈对于睡眠质量的要求是很高的，这关系到她们的身体恢复以及哺乳喂养。而每天晚餐一碗小米粥可以让新妈妈睡得更安稳、踏实。所以有的老人说，早上一碗玉米粥精神焕发，晚上一碗小米粥呼呼大睡。

经常有人说起产后抑郁症，我同学的女儿，生孩子之前众星捧月，常听她说最温馨的家庭也不过这样了，可是等孩子生出来后，大家的重心都转移到孩子身上去了，老公跟她聊得更多的是孩子吃多少、睡多少。她心里越来越失落，直到后来这种情绪影响到了家庭和谐，才去的医院。因为在哺乳期，医生不建议药物治疗，建议她每天晚餐吃一碗小米粥。吃了半个月之后，她渐渐地不那么焦虑了，心情也好起来了，也开始注意自己的着装了。为什么医生建议喝小米粥呢？没错，小米不仅可以让人睡得更好，还能镇静人的情绪，平和精神状态。再配以家人的关怀，抑郁危机就解除了。

其实，不光是产妇，日常生活中，人们都会遇到不如意的事情，除了通过调整自己的心态，也可以多吃小米。有人说，人活着不就是为了那张嘴嘛！是啊！我们学习、工作，不就是为了填饱肚子吗？无论一个人有多么努力、拼命，到最后都只是想让自己过得更好点，这个标准就是吃了。俗话说："能吃是福。"那会吃呢？照现在来说，会吃更是福。怎样算是会吃呢？就是在吃的时候，食物不仅要美观、要营养、要精致、要口感，更要养生。对于吃来说，最好的战略目标便是养。养什么？养脾胃。只有脾胃好了，才能吃。

近年来有个说法"病从口入"，因此有人喊话"把吃出来的病吃回去"，再遵守"养"的前提，身体不适的病患者就更要多吃小米。

对体质虚弱的人来说，小米也是补益佳品。在汶川地震中，医务工作者也做了大量的营救工作，对于那些劫后余生的人们，中医开出的营养救护方案是什么呢？就是喝小米粥，西医开出的同样是喝小米粥，而且在小米粥里加了补充营养的葡萄糖粉。在战争年代，伤员养伤时，同样喝的是小米粥。由此可见，对于体质虚弱的人、伤病员来说，小米是最佳的美食。

小米补虚损的功效，并不仅仅体现在补脾胃上，还体现在补肾功效上，所谓"人食五谷而化精"，就是说五谷都具有养精气、补肾气的作用。五谷当中，数小米的补肾功效最强。小米性质偏寒，五味上是略带点儿咸味的，而咸味入肾，因此小米还有益肾气、补元气的功效。李时珍也称它为"肾之谷"。中医有"年过半百而阴气自半"的说法，意思是说老年人不同程度地存在着肾精不足的问题，如果常喝小米粥，可以起到补益肾精、益寿延年的作用。

另外，小孩脾胃运化能力较弱，常常会发生腹泻，这个时候可以给孩子喝点儿小米粥。很多医院里的早产儿，最容易碰到的就是拉肚子的问题，喂什么拉什么，这时候怎么办？有经验的医生便会把小米熬成浓米汤，把小米粥最上面的那一层米油，灌到瓶子里拿滴管给他滴食，这样孩子便不会腹泻了。

小米的吃法有三种：熬粥，煮饭，磨成小米面蒸着吃。这三种吃法各有各的滋味，但以煮粥喝最好，可以与各种粗粮搭配，做成不同风味的粥，有很好的营养和药用功效。

需要注意的是，为了获得优质的米油，煮粥所用的锅必须刷干净，不能有油污。煮的时候最好用小火慢熬，而且不能添加任何作料。

因为新鲜的五谷杂粮才具有最旺盛的生命力，其营养成分也最丰富。与新鲜粮食相比，那些陈年烂谷子的营养成分已大大减少。研究表明，新鲜的小米粥对胃黏膜有保护作用，而贮存过久的陈旧小米则有致溃疡的可能。因此，熬粥所用的米最好是优质新米，否则小米粥的滋补作用会大打折扣。

🍚 蛋黄小米粥

1.材料：小米60克，鸡蛋一个。

2.做法：

（1）砂锅中加入两碗水，烧开。

（2）小米洗两遍，沥去水，备用。

（3）鸡蛋放锅上蒸熟，也可以放水中煮熟。

（4）锅中水开后，放入小米，中火烧开后，改小火煮。

（5）煮10分钟后，边煮边用勺子搅拌，直至熬得黏稠。

（6）鸡蛋剥去壳，取出蛋黄，放碗中用勺子碾碎。

（7）小米粥盛到碗内，上面撒上碎的蛋黄即可。

3.功效：对症新妈妈产后虚弱。

🥣 小米红糖粥

1.材料：小米80克，红枣15枚，红糖适量。

2.做法：

（1）将小米淘洗干净，放入开水锅内，旺火烧开后，转小火煮至粥稠。

（2）再加入红枣炖煮。

（3）食用时，加入适量红糖搅匀，再煮开，盛入碗内即成。

3.功效：养胃健脾，益中补血。

芡实山药薏米粥，补肾又健脾

《随息居饮食谱》云：芡实，性味甘平，补气，益肾，固精，耐饥渴，治二便不禁，强腰膝，止崩淋带浊。

有些人吃一点儿东西就饱胀不适，难以消化；还有人吃下东西，不能很好地吸收，或腹泻，或便秘，或不生精微而生痰涎，或不长气血而长赘肉。中医说：脾胃为后天之本，气血生化之源。因此，上述问题皆是脾不健运造成的，补益脾胃是改善体质的关键。

《随息居饮食谱》中说道："芡实，性味甘平，补气，益肾，固精，耐饥渴，治二便不禁，强腰膝，止崩淋带浊"。王士雄认为芡实性平味甘涩，入脾、肾经，有益肾固精、补脾止泻、祛湿止带的功效。

前阵子，妹妹打电话来说她正在念高三的儿子总是睡不好，整个人看起来恹恹的，脸色也不好，没有一点儿青春气息，最近一次模考分数跌了不少。我跟她说，你别着急，大概是一直在学习考试，压力太大了，气血不足了。你每天早上煮芡实山药薏米粥当早饭给他吃一段时间就好了。过了半个月妹妹打电话来说，果然是好些了，而且她每天也跟着喝，现在睡眠也好了很多。

大家可能会有疑问，山药和薏米也是补脾胃的，那为什么还要着重强调芡实呢？

先说山药：山药性甘平，气阴两补，补气而不壅滞上火，补阴而不助湿滋腻，为培补中气最平和之品，历来被众医家广为赞誉，《本草纲目》云：益肾气、健脾胃、止泻痢、化痰涎、润皮毛。

而当你觉得自己身体有湿气，如积液、水肿、湿疹、脓疡等与体内浊水有关的问题，薏米都是您最好的帮手。

说到芡实，前面山药薏米好像把溢美之词都分而占尽了，其实不然，芡实更有其与众不同的绝妙之处。如果您是"脱症"和"漏症"，那芡实就是一只有力的大手，把您托住，不至于让您的气血白白地流失。有人长期腹泻，下利清谷；有人遗精滑脱，其势难禁；有人夜尿频多，无法安睡……这时，您就会发现芡实的神奇了。古书上说得好："芡实止腰膝疼痛，令耳目聪明，久食延龄益寿，视之若平常，用之大有利益，芡实不但止精，而亦能生精也，去脾胃中之湿痰，即生肾中之真水。"所以说芡实是健脾补肾的绝佳首选。若能与山药同时使用，那补益的效果就更佳了。

山药、薏米、芡实是同气相求的兄弟，都有健脾益胃之神效。但用时也各有侧重，山药可补五脏，脾、肺、肾兼顾，益气养阴。又兼具涩敛之功。薏米，健脾而清肺，利水而益胃，补中有清，以去湿浊见长。芡实，健脾补肾，止泻止遗，最具收敛固脱之能。有人将三药打粉熬粥再加入大枣，以治疗贫血之症，疗效显著。

衰弱高龄的老人、先天不足的幼儿、身染重病的患者，我常常给他们同样的建议：喝芡实山药薏米粥。有人说，光喝粥能管用吗？能快速增长气血吗？如果你喝粥都不长气血的话，那就没有可以进补的东西了。通常的食物，即使是那些可以增长气血的食物，我们要想获取它的营养，也要先投入一些气血来消化、吸收它，可气血太弱的人，这点儿气血也拿不出来，而山药、薏米、芡实是不需要我们额外的支出，却能直接供给我们气血的良药美食。

宋代大文豪苏东坡到老年仍然身健体壮，面色红润，才思敏捷。据他在书中自述，主要得益于数十年如一日地坚持食用煮熟的芡实，所以腰腿壮健，行走有力。

炎热的夏季最能消耗人的脾胃功能，因此，秋季便是补养身体的好时机，而入秋食用芡实，能够又快又好地调整好脾胃。那些需要或者习惯吃补品补药的人，脾胃充实以后再吃这些东西，更容易被身体吸收。

说到食用，芡实的最佳食用方法是煮粥，而煮粥最好的搭配莫过于山药和薏米。但是它们的进补侧重各有不同，那么，如何搭配能有自己想要的效果，则是需要考量的。一般的比例是山药：芡实：薏米＝1：1：1；平日肾虚、尿频、口干舌燥、喜饮水的人，可用山药芡实粥，其比例为山药：芡实＝1：1；老人偏重补脾肺的比例为山药：薏米：芡实＝2：1：1；偏重补肾阴的比例为芡实：山药＝2：1。

芡实有较强的固涩收敛作用，所以便秘、尿赤者及妇女产后皆不宜食，一般人也不适合把它当主食吃。另外，芡实虽有营养，但婴儿不宜食用。芡实无论是生食还是熟食，切忌食用过量，否则难以消化。平时有腹胀症状的人更应忌食。

享有"水中人参"之称的芡实有北芡、南芡之分，北芡质地略次于南芡，不过两者都有健脾养胃、益肾固精的作用。在选购芡实时，以粒大、均匀、完整、身干、色泽白净、碎粒少、无虫蛀、无粉屑及杂质者为佳，色泽白亮、粒上残留的内种皮为淡红色的属质好；色萎暗，内种皮为褐红色，质较差。齿咬松脆易碎的为身干，带韧性者表明受潮。

🥣 芡实山药薏米粥

1.材料：山药100克，芡实100克，薏米100克，冰糖适量。

2.做法：

（1）薏米和芡实洗净后，用清水浸泡2小时以上。

（2）山药去皮，切成薄片，放入淡盐水中浸泡。

（3）将浸泡好的薏米、芡实放入锅中，加入适量清水，煮大约30分钟。

（4）倒入切片的山药，继续煮20分钟即可。

3.功效：健脾益胃，补气血，利水祛湿。

🥣 香芋芡实薏米汤

1.材料：香芋100克，芡实、薏米各50克，海带丝20克。

2.做法：

（1）香芋洗净去皮，切成滚刀块；薏米洗净、泡软；芡实、海带丝洗净。

（2）将泡软的薏米放入锅中，倒入清水煮熟。

（3）放入香芋、芡实、海带丝小火煮1小时左右。

（4）根据自己的口味，在汤中加入适量盐调味。

3.功效：祛除体内湿气，健脾补肾。

🥣 芡实茯苓粥

1.材料：粳米100克，芡实30克，茯苓50克，食盐2克。

2.做法：

（1）选好的粳米，以清水反复淘洗干净，换清水浸泡30分钟，捞出，沥干备用。

（2）将芡实、茯苓一并磨成粉，一同放入碗内，用温水调成糊，备用。

（3）煮锅中加入1000～1200毫升清水，将粳米放入，用大火烧沸。

（4）将制好的芡实茯苓糊倒入锅里，搅拌均匀，改用小火熬煮30～40分钟。

（5）待米烂粥成时，放入适量的食盐调味，稍焖片刻，即可盛起食用。

3.功效：补气血，养肾阴。

薏米糖水薏米茶，
祛湿抗癌的"天下第一米"

《随息居饮食谱》云：健脾，益胃，补肺，缓肝，清热，息风，杀虫，胜湿。故治筋急拘挛，风湿凄痹，水肿，消渴……干湿脚气。

在湿气大的环境下，人容易感到肌肉酸痛、关节疼痛，尤其是那些在空调写字楼里长时间工作的白领，经常会觉得肩背肌肉僵硬、酸痛，这其实是由体内的湿气和寒气较重引起的。南方的雨水多，空气湿度大，传统理念认为这会造成人体的湿气过盛，湿气积聚日久则容易导致发热、疲乏无力、肩背酸痛、关节疼痛等不适，为了强身健体，人们总结出了许多保健的食谱，其中用薏米煮汤或做糖水就是南方人常用的祛湿食谱，比如下面这道芡实薏米木瓜糖水。

准备芡实50克，薏米50克，木瓜1个，生姜和冰糖适量。先把芡实和薏米淘洗之后再用清水浸泡2个小时左右，完全浸透后捞出待用。生姜洗净后切大片备用。将木瓜去皮，取出果肉。准备一个煮锅，装清水，水烧开后放入姜片，接着放芡实、薏米，调成小火煮1个小时左右。将木瓜放入锅中继续用小火煮滚半个小时，出锅前10分钟放入冰糖调味即食。

薏米除了祛湿、消炎，还能松弛肌肉、解除痉挛，所以能够达到预防或治疗肌肉僵硬、关节疼痛的良好效果。而芡实有益肾固精、补脾止泻的功效，木瓜可疏理肝气，这三者做出的甜品不仅口感佳，各自的功效也能全面发挥，人体的吸收会更好。

因为工作环境的关系，尤其到了夏天，我也会经常煮薏米糖水或薏米粥，只是薏米比较难熟，通常会在煮之前先用温水浸泡2~3个小时，薏米充分吸收水分之后，再煮就很容易熟了。

薏米除了用来煮糖水外，还可以用来煮粥。

准备薏米、粳米各30克，赤小豆20克。把薏米、赤小豆放入水中泡2个小时。先将赤小豆放入锅内，加水适量煮至破裂。再把薏米、粳米放入锅内，一起炖煮，待粥熬成烂糊状时，加入冰糖搅匀就可以了。

王士雄在书中首推薏米的健脾益胃作用，而赤小豆"补心脾，行水消肿"，又因为它是红色的，红色入心，因此它还能补心。现代人精神压力大，心气虚，饮食不节，运动量少，脾虚湿盛，既要祛湿，又要补心，还要健脾胃，非薏米和红豆莫属。将其熬成粥，意在使其有效成分充分被人体吸收，同时也不给脾胃造成任何负担。

需要注意的是，由于薏米对子宫有兴奋作用，因此处于月经期和怀孕期间的女性朋友不宜食用。

🥣 绿豆薏米粥

1.材料：大米20克，绿豆15克，薏米30克。

2.做法：将大米、绿豆、薏米洗净，放入锅中，加入适量水煮成粥即可。

3.功效：清热解渴，补肺，健脾胃，清热，祛风湿，消水肿。

百合薏米粥

1.材料：薏米50克，百合15克，水、蜂蜜适量。

2.做法：

（1）将薏米、百合洗净，放入锅中，加水煮至薏米熟烂。

（2）加入蜂蜜调匀，出锅即成。

3.功效：健脾益胃，泽肤祛斑，可用于治疗妇女面部雀斑、痤疮、湿疹等症，对青春少女美容有益。

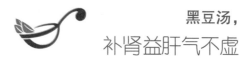

黑豆汤，
补肾益肝气不虚

《随息居饮食谱》云：补脾胃，行水，调营，祛风邪，善解诸毒。

黑豆跟它的名字一样，看起来总是黑黢黢的不显眼，不过它的养生功效可毫不逊色。在过去的农耕社会，人们崇尚白色的食物，只有贫苦者和牲畜才会吃黑色食物。黑豆在过去是被用作牲畜饲料的，但慢慢地人们发现，牲畜在食用黑豆之后变得体壮有力，抗病能力也增强了不少，这其实就体现了黑豆的一个保健功效——补肾强体。

黑豆的补肾作用强，所以特别适合体虚之人食用，尤其是肾虚阴亏和肾气不足的人。举个例子，盗汗是肾虚的一种表现。《随息居饮食谱》中说："黑大豆皮，入药止盗汗。"黑豆对肾阴虚造成的盗汗有不错的作用。平时我们会因为天气炎热、运动等原因而出汗，这些都属于正常的生理现象。那盗汗又怎么理解呢？盗汗就像一个小偷，总是趁着人睡觉的时候，偷走人体的"汗水"。这说明人体内的阴液已经亏虚了，中医讲究阴阳平衡，阴不制阳就好像水不制火，身体就会因此出现潮热出汗的现象。这类人的手足心发热，容易口渴，喜欢喝冷饮，不过，白天还是很有精神的。如果长期盗汗，就会损伤脏腑功能，人也会变得越来越消瘦。

这时候就不妨喝点儿黑豆汁，利用食疗的方法调理身体。方法很简单，准备250克的黑豆，清洗干净后放入锅中加水煮，等到汤汁变得黏稠时就可以停火食用。喝汤吃豆，既能补肾益肝，又可利水下气。对于肾虚的人，如经常头晕目眩，腰酸腿软，伴有失眠、记忆力减退，还有糖尿病人的消渴多饮，可以经常煮黑豆汤喝；对于脾虚浮肿，尤其下肢小腿水肿明显的人，也非常适合；再说对于一般人，起到的保健作用也是很不错的。

根据《随息居饮食谱》的介绍，黑豆在古代还是荒年民间用来抵肚饿的食材。除了滋补作用外，黑豆的解毒功效鲜为人知。王士雄称黑豆"辟疫稀痘，解诸药毒，黑大豆二合，甘草一钱，煎汁频饮"。

黑豆虽好，但也有一定的饮食禁忌。有的人思虑过重，整天一副心事重重的样子，以致气滞于胃，吃了东西容易胃胀，这类人就要少吃黑豆。因为凡是豆类都会在体内生很多气体，容易在胃里发胀，影响人的消化能力。小孩子和老人也不能多吃黑豆。《随息居饮食谱》中讲到，黑豆"性滞壅气。小儿不宜多食"。"壅"是"堵塞"的意思。壅气就是肚子里胀气，这里也是在说黑豆容易造成气滞腹中，而老人和小孩子的消化能力都比较差，所以也不宜食用。

🍲 猪肉黑豆粥

1.材料：猪肉100克，大米60克，黑豆30克，食盐、味精各适量。

2.做法：

（1）将猪肉清洗干净，切成2.5厘米见方的小块，放在盘中备用。

（2）大米、黑豆分别淘洗干净后备用。

（3）取一粥锅，将黑豆与猪肉放进去，加适量清水后开到大火，烧沸后再改小火炖熟。

（4）放入大米，再次煮熟，加入食盐、味精调味即可关火食用。

3.功效：健脾益肾，补铁益肝。

🍚 五谷糙米粥

1.材料：糙米50克，黑豆、红豆、黄豆、绿豆、青豆各30克，冰糖适量。

2.做法：

（1）将糙米、黑豆、红豆、黄豆、绿豆、青豆均淘洗干净，分别用冷水浸泡2~3个小时，捞出沥干水分。

（2）锅中加入约2000毫升冷水，将所有糙米、黑豆、红豆、黄豆、绿豆、青豆下入，先用旺火烧沸，然后用小火煮45分钟，边煮边搅拌。

（3）待粥软烂后，熄火，加冰糖调味，继续焖煮5分钟，即可盛起食用。

3.功效：健脾和中，调养脾胃。

空心菜老秆炒黄豆，
补气、祛湿两全其美

《随息居饮食谱》云：黄豆，甘平。补中解毒，宜煮食，炒食则奎气。浸餐发芽，摘根为蔬，味最鲜美。肺痛痞气，生嚼不腥，疑似之间，试之甚验。

夏天是吃空心菜的季节，空心菜大量上市，卖得很便宜，是人们常吃的一种普通蔬菜。好多人天天吃它，但未必知道空心菜的作用。它能够解毒，又能够排水湿。空心菜能解什么毒呢？首先，它能清血毒。人的皮肤长痘、长疮，体内长肿瘤，都是血毒淤积的结果。常吃空心菜，就能帮助我们排毒。

除了解毒，空心菜还能排水湿，小便不畅通的人吃了会有好处。夏天气候比较闷热、潮湿，吃空心菜正是时候，可以去湿热。

吃空心菜，可以把秆和叶分开来做。空心菜的叶和秆烹调时的火候是不一样的，秆熟的时间长，而叶熟的时间非常短，一起做的话，不是叶子炒过了就是秆还没熟。所以做的话，可以把叶子连着特别细嫩的秆掐下来，单独炒菜或做汤。

空心菜下半部分的秆，比较粗，比较老，有的人就掐掉不要了。其实，老秆儿的口感脆脆的，也好吃。

给大家介绍一种有趣又好吃的空心菜吃法，这是小时候妈妈给我们做的，叫作空心菜炒黄豆。

把空心菜的粗秆儿切成一两寸长，干黄豆下油锅，用小火炸酥；将空心菜的秆倒入，跟黄豆一起翻炒，炒着炒着，黄豆就一粒粒钻进空心菜秆里去了；再放点儿盐炒两下，起锅。

这个菜看起来很巧妙，但是做起来一点儿也不复杂。没做过的人可能觉得，这个黄豆一粒粒地塞进菜秆里多累啊！其实，黄豆是自己钻进去的。炒这个菜，有两个小窍门：第一，黄豆要先炸酥，炸到黄豆皮有点儿褶皱的感觉；第二，空心菜的菜秆要用稍微粗一点儿的老秆儿，下锅后要反复地翻炒。

味道好吃又对身体好的菜，它们一般都有一个特点：里面的食物不是一味地补，而是有补有泄，一定是互相平衡的。这实际上也是我们饮食保健的一个原则，不能偏于一个极端，而要取中庸之道。

空心菜祛湿利水，有泄的作用，而黄豆是温补的。两者搭配以达到平和状态，不仅消减了副作用，祛湿补气的作用也更加明显了。

关注食物养生的人就会发现，这道菜是非常适合夏天食用的。因为夏天天气湿热，湿热伤脾又伤气，这时既需要去湿热，又需要补气，这个菜清淡微补，夏天的时候吃正得其时。

黄豆除了炒菜，也可以在早晨用豆浆机自己制作豆浆，晚上用豆渣蒸窝头。早上将前一晚浸泡好的黄豆放入豆浆机中制成豆浆。做豆浆后所剩的豆渣放入冰箱保存，晚上用豆渣加入玉米面，再加适量的苏打粉，做成窝头蒸熟后食用。豆浆含有丰富的蛋白质、脂肪、碳水化合物、维生素和矿物质，早晨饮用可保证人体对营养素的需求；豆渣的主要成分是黄豆中的膳食纤维，用豆渣与粗粮玉米面做成窝头晚上食用，不但能够粗细粮互补，而且能够促进胃肠道的蠕动，减少人体对脂肪的吸收，对防治高脂血症和肥胖有益。

🥣 蒜香空心菜

1.材料：空心菜300克，水发粉丝100克，盐、蒜泥、生抽、腐乳汁、鸡精、辣椒油、香油、白糖、熟芝麻末、食用油各适量。

2.做法：

（1）将空心菜洗干净，粉丝用温水泡一下，再将空心菜和粉丝分别用开水焯一下捞出过凉，沥干水分，分别切成寸段，放入器皿中。

（2）将蒜去皮洗净切成末，放入碗中，加入盐、生抽、白糖、鸡精、辣椒油、香油调制均匀待用。

（3）将调制好的蒜茸加入腐乳汁倒入装有空心菜和粉丝的器皿中，搅拌均匀即食。

3.功效：润肠通便，预防癌症。

🥣 黄豆拌雪菜

1.材料：雪菜350克，泡好的黄豆100克，辣椒油、盐、味精、香油、蒜末各少许。

2.做法：

（1）将腌好的雪里蕻去除老叶、老根，切成黄豆粒大小的丁，放沸水中焯一下，捞出凉凉，控水备用。

（2）将黄豆煮熟，捞出与雪菜一起盛入盘中。

（3）将盐、味精、香油、辣椒油、蒜末一起加入盘中，拌匀即可。

3.功效：营养丰富，增强身体抵抗力。

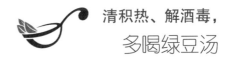

清积热、解酒毒，
多喝绿豆汤

《随息居饮食谱》云：煮食清胆养胃，解暑止渴，润皮肤，消浮肿，利小便，已泻痢，析酲弭疫。

盛夏的街头，商贩叫卖着各种冷饮，蛊惑着汗水淋漓的路人。一瓶喝下，身体立刻感到无比凉爽，但只需一会儿工夫，热劲和渴劲又来了，这时才知那些五花八门的冷饮治标不治本。那么什么食物最具消暑止渴、清热解毒的功效呢？答案恐怕非绿豆汤莫属了。

绿豆清热消暑、利便的功效早已不言而喻，绿豆煮成的汤乃是中国民间传统的解暑佳品。绿豆汤有各种煮法，口味繁多，最主要的有南瓜绿豆汤、百合绿豆汤、薏米绿豆汤、海带绿豆汤等。

绿豆不仅是解暑佳品，它的另一重要价值是解毒。王士雄在《随息居饮食谱》中说道："绿豆，宜作糕饵素馔，食之清积热，解酒食诸毒。新汲水调服，治霍乱转筋，解砒石、野菌、烧酒及诸药毒。暑月痱疮，绿豆粉、滑石和匀扑。一切痈肿初起，绿豆粉炒黄黑色，牙皂一两同研，米醋调敷，皮破者油调之。"

每当夏天回到家，母亲的第一句话总是："绿豆汤在桌子上，快喝了。"有次实在忍不住，便问母亲，怎么家里的绿豆汤这么好喝，而外面卖的却总是淡淡的，喝了也不解渴，是不是有什么诀窍？母亲微笑着说道，哪有什么诀窍，不过是自己熬煮的东西舍得花时间，舍得放材料。母亲煮绿豆汤都是用冰糖不用白糖，因为冰糖煮出来的口感更润滑。而且煮的时候都要先把绿豆清洗干净，放入保温瓶中，倒入开水盖好，2~3个小时后，拿手捏一下看看软不软，软了后再下锅就很容易将绿豆煮烂，如果还不够软就继续泡着。泡绿豆是因为泡好的绿豆煮起来不仅很容易酥烂，口感也更醇厚些。外面饭店、食堂，要考虑省事省钱，肯定是豆子直接扔进去煮，刚煮开花就要赶紧盛出来晾着，这样又怎会做出好滋味的绿豆汤？

很多书中都说到，绿豆性凉，寒凉体质的人不宜食用。其实，我们说绿豆性凉，这是它整体的特性，事实上《本草纲目》提到了"绿豆，肉平，皮寒"，也就是说，绿豆的肉是平性的，皮是寒的。《随息居饮食谱》讲到"绿豆皮入药，清风热，去目翳，化斑疹，消肿胀"。这是要告诉大家什么呢？其实还是涉及人的体质问题。就是你要想让清热去火的功效更强些，煮汤、煮粥时把绿豆煮得刚开花，不要煮烂，这样带着皮吃就能达到想要的效果。要是把绿豆煮得过烂，就降低了清热解毒功效，其凉性也跟着降低，但适宜的人群也更广泛。

当然，要想解决绿豆性寒的问题，也可以在煮绿豆汤的时候加入其他食材进行中和，比如绿豆红枣汤。煮绿豆汤时加几枚红枣、一定的冰糖，不仅能清热解暑，还能补脾健胃；想要预防中暑，可用绿豆荷叶汤：取绿豆50克，加水熬汤，待绿豆煮开花时，用鲜荷叶一张盖在锅内，等绿豆汤煮好时捞去荷叶，还会有一种清香爽口的感觉；夏天小孩身上容易长痱子，可煮绿豆银花汤清热毒：取绿豆50克，金银花15克，加水熬汤，但不宜煮得太久，以绿豆开花为度。

🍚 银耳绿豆粥

1.材料：粳米20克，绿豆30克，银耳10克，冰糖30克。

2.做法：

（1）绿豆淘洗干净，用冷水浸泡3小时；粳米淘洗后浸泡半小时。

（2）银耳用冷水浸泡回软，择洗干净。

（3）取锅加入冷水和泡好的绿豆，上旺火烧沸，然后放入粳米煮锅开后转小火慢煮10分钟。

（4）待大米煮散后，下入银耳，搅匀煮约40分钟，煮至黏稠时放入冰糖。

（5）粥自然冷却后，装入碗中，用保鲜膜密封，放入冰箱，冷冻20分钟即可食用。

3.功效：清热去火，去肺热。

绿豆荸荠汤

1.材料：绿豆50克，荸荠100克，冰糖适量。

2.做法：

（1）将荸荠去皮洗净，斜刀切较规则的小块，备用；绿豆淘洗数遍以清除杂质，备用。

（2）粥锅内放适量清水，开火后放入备用的绿豆。

（3）绿豆煮熟烂后加入切好的荸荠块，继续煮至浓稠即可。

3.功效：荸荠有清热去火功效，配合绿豆效果更佳，尤其适合炎热夏日饮用。

苦瓜绿豆汤

1.材料：苦瓜100克，绿豆50克，白砂糖适量。

2.做法：

（1）将苦瓜洗净去瓤，切成条；绿豆洗净，用清水浸泡待用。

（2）锅内加入适量清水，先用大火煲至水开，然后放入苦瓜和绿豆，待水再开，改用中火继续煲至绿豆熟烂。

（3）根据自己的口味，加入适量白砂糖调味，凉后即可食用。

3.功效：适用于夏日中暑烦渴、身热尿赤、心悸、胸闷等。

豌豆健脾宽肠，
是保养脾胃的大功臣

《随息居饮食谱》云：煮食和中，生津止渴，下气，通乳消胀。

看见豌豆总会想起关汉卿的一句话："我是个蒸不烂，煮不熟，锤不扁，炒不爆，响当当一粒铜豌豆！"实际上，我们日常吃的豌豆性情可是要温和许多，并且比起暗黄的铜色，新鲜的豌豆绿油油，闻起来清香扑鼻，让人有胃口。杭州有个习俗，立夏这天妈妈都会为女儿准备一碗豌豆糯米饭，因为豌豆荚形如眉目，立夏这天吃了，就能让自己"巧笑倩兮，美目盼兮"。

北京特产中有一种叫"豌豆黄"的糕点，老北京人对它甚为推崇，只要你进到"稻香村"专卖店，就会看见好些老年人在买，或许是买给自己的，或许是买给家里的小孙子的。豌豆为什么这么受欢迎呢？《随息居饮食谱》说道："豌豆，性平，煮食和中，生津止渴，下气，通乳消胀"。营养学则认为，豌豆不仅含有大量淀粉，还富含膳食纤维和铁、钾、镁、钙等矿物质，豌豆中的粗纤维能够有效促进肠道蠕动，软化粪便，进而辅助治疗便秘。对于老年人和小孩子来说，健脾和中、口感软糯的豌豆黄是绝好的日常点心了。

另外，人的脾有统摄血液的功能，如果脾功能下降，血液的运行便会受到阻碍，皮肤容易因为缺乏血液滋养而变得粗糙。而豌豆是健脾胃的，因此，常吃豌豆有养颜的功效。

不仅是绿油油的豌豆粒，豌豆荚也有自己的独特作用，豌豆荚含有胡萝卜素和叶黄素，视力不好的人经常吃能够保护视神经，改善视力。老年人容易患老花眼，用豌豆荚煮汤喝可以消减症状。此外，豌豆荚是高钾低钠食物，钾含量是钠的五十倍。因此它能消肿利水，不但对缓解熬夜出现的"熊猫眼""肿眼泡"有效，也是"三高"人群应该常吃的蔬菜。另外，豌豆尖的草酸含量很低，所以尤其适合缺钙、缺铁、缺锌等，老人、孩子、孕产妇等，矿物质容易缺乏的人群。

豌豆的吃法有很多，有将豆子从豆荚中挖出，单独吃豆的；有直接将豆荚与肉煸炒同食的，当然豌豆苗也是不可缺少的食材，可以用来做蛋饺、煮汤煮火锅，因此豌豆颇受人们的喜爱。中医认为，豌豆性平，味甘，具有益中气、止泻痢、调营卫、利小便、消痈肿、解乳石毒之功效。李时珍说：豌豆属土，所以主治脾胃之病。元时饮酒用膳，每次都将豌豆捣碎除去皮，与羊肉同食，说是可以补中益气。因为豌豆富含淀粉，又容易消化，所以将豌豆磨成粉以后制作出的各式糕点，如豌豆黄、粉丝、凉粉、面条等，都深受人们的喜爱。

我们家的餐桌上，有两道菜是被公认为最具健康和营养的，其一是洋葱炒胡萝卜，另一个便是豌豆胡萝卜炒鱼丁，这两种蔬菜与鱼肉搭配在一起，既有营养又有健康的气息，色彩清新，豌豆嫩甜，鱼肉细腻。

具体做法是：鱼肉解冻后切成小丁，加入细姜末、葱白末、料酒、红薯粉、盐搅拌均匀，腌10分钟。胡萝卜洗净后切成与豌豆差不多大小的丁。锅里烧水，把豌豆与胡萝卜焯水，焯水的时候放几滴食用油与少许盐，不仅能减少蔬菜中营养物质的流失，还能让食材保持自己的鲜嫩颜色。锅里放油烧热，把上味后的鱼丁下锅、划散，炒至颜色发白后起锅备用。再起锅加少许油，放入切好的姜、葱、蒜炒出香味后，加入适量的水，烧开后，下入炒至断生的鱼丁、焯过水的豌豆与胡萝卜丁，翻炒均匀后，用淀粉勾芡，起锅装盘就可以了。

不过，有句话说得好，过犹不及，豌豆富含的膳食纤维在肠道里有良好的清肠作用，但是对于消化系统功能较弱的老人和儿童来说，膳食纤维吃太多了会加重胃部的负担，造成消化不良、腹胀积食，严重的还会有胃梗着疼的感觉。因此豌豆虽然好，却一定要记住不能吃太多，吃的量应按照个人的舒适度来决定。

另外，要尽量吃新鲜的豌豆，如果买多了需要分几顿吃，洗的时候最好只洗一顿要吃的量，剩下的豌豆不要过水，直接放入冰箱冷藏。如果是洗过了以后才发现多了，需要分一部分出来等到下顿吃，则应当放到冷冻室中储藏。

🥣 肉丁豌豆饭

1.材料：大米100克，豌豆粒150克，咸肉50克，猪油、食盐各适量。

2.做法：

（1）大米淘洗干净，沥水3小时左右。

（2）嫩豌豆粒冲洗干净，咸肉切成丁。

（3）锅置旺火上，放入熟猪油，烧至冒烟时，下咸肉丁翻炒几下，倒入豌豆煸炒1分钟，加盐和水适量焖煮。

（4）倒入淘好的大米，用锅铲沿锅边轻轻搅动。此时锅中的水被大米吸收而逐渐减少，搅动的速度要随之加快，同时火力要适当减小。

（5）将锅内食材装入碗中，水刚刚没过食材，用粗竹筷在饭中扎几个孔，再盖上锅盖焖煮至锅中蒸气急速外冒时，转用微火继续焖15分钟左右即成。

3.功效：润肠胃，助消化。

🥣 豌豆洋葱焖饭

1.材料：豌豆100克，洋葱半个，火腿肠1根，大米50克，食盐适量。

2.做法：

（1）淘米煮饭，在这个空把豌豆洗好，火腿肠切成片。

（2）米饭快要好的时候，把豌豆倒进去，搅拌均匀，继续加热。

（3）饭熟了以后，将火腿肠、洋葱倒进锅里，搅拌好，加盐，焖2分钟即可。

3.功效：润肠通便。

🥣 什锦豌豆粒

1.材料：豌豆粒200克，土豆、黄瓜、荸荠、胡萝卜各50克，葱花、姜末各3克，盐、味精各1/2小匙，白糖、料酒、水淀粉各适量，植物油1大匙。

2.做法：

（1）先将所有食材洗净；接着把土豆、黄瓜、荸荠、胡萝卜切小丁备用。

（2）锅内倒入植物油烧热，下入葱花、姜末爆香，再倒入以上所有食材以大火翻炒。

（3）最后加入盐、味精、白糖、料酒和适量清水烧至入味，加水淀粉勾上薄芡即可出锅。

3.功效：厚肠道，助排便。

下饭又补肾，
要数酸豇豆

《随息居饮食谱》云：嫩时采荚为蔬，可荤可素，老则收子充食，宜馅宜糕，颇似肾形，有微补。

酸豆角是湖北、湖南、四川等南方省份喜爱的传统泡菜，近几年随着各种南方小吃在全国传播开来，渐渐在北方，尤其是在北京，也见得越来越多了，比如桂林米粉、湖南米粉、螺丝粉里都少不了它的身影。而湖北人对酸豆角的爱则体现在各个方面，如大家熟知的热干面，有的面店除了放传统的萝卜干之外，还会另外加一小勺炒香的酸豆角。米粉则是以酸豆角为主要配料，往往米粉吃完，碗底还剩一些切碎的酸豆角，很多人都会忍不住想要把这些酸酸的小碎末消灭殆尽，所以酸豆角如果放得太少就总让人觉得不够过瘾。

酸豇豆不仅好吃，它还具有普通泡菜所没有的作用。酸盐菜、泡姜、泡椒等都是辛散的，散寒、祛湿，而酸豇豆却是补的，可以补肾。酸豇豆补肾不是大补，而是清补，补中有泄，既能补肾气，又能清湿浊。它的作用特别平和，男女老少皆宜，是特别适合慢性病患者和亚健康状态人群的日常保健饮食。

酸豆角是利用简单的发酵让豆角有自然的酸味，吃起来酸脆爽口，开胃生津。酸豆角的做法很多，拌、炒、炖、煮以及做各种菜肴和主食的配菜。酸豆角以它独特的爽利又略带温柔、开胃的酸抓住了无数人的胃。酸酸的酸豆角让每个家庭的餐桌上多了爽快开胃的特色。家里喝粥吃面或者吃饭的时候，炒一盘酸豆角肉末，就粥拌面下饭都是绝佳。

我在忙的时候也会去稻香村买上一斤炒好的酸豆角肉末当家里的存菜，没有时间做饭的时候用它拌面或者下饭，很是方便。但在北京吃到的酸豆角总还是觉得和在湖北家里吃到的不一样，不够酸，即使够酸，味道似乎也总不够纯正，后来专门请教了湖北的老熟人，才窥得做酸豆角的法门。

先简单说明一下酸豆角的基本做法：

准备豇豆1000克，盐200克，水2升，花椒10粒左右，高度白酒20克。用一只无油干净的锅，倒入适量的水，加入花椒，烧开，再加入盐，将水彻底凉凉。豇豆洗净，取一口无油无水的锅，烧足量水，水开后，将豇豆放入，氽烫断生后即刻捞起，充分晾干水分。取一只提前洗净晾晒到完全干透的坛罐或其他容器，将晾干的豇豆放入其中，再倒上晾好的花椒水，直到豇豆被完全淹没，瓶口留少许空间，倒入白酒，密封保存。常温下放置一周以后就可以食用了，尽量用无水无油的筷子夹取泡好的酸豆角。

此处告诉大家几个泡好酸豇豆的诀窍：

泡豇豆一定要用嫩豇豆，也叫线豇豆，越细越好，籽鼓出来的就不好吃了。

夏天出豇豆的时候，把新鲜的豇豆买回来洗干净就可以直接泡。也可以稍晾两天，有点儿干了再泡。

泡得比较多的时候，可以把豇豆一捆一捆地编成辫子，放太阳下晒一下，稍微有点儿打蔫再泡。如果泡菜坛子大，散的豇豆得一根一根去捞，编成辫子就方便多了，一抓就是一把，切的时候也好切。

新泡好的豇豆，可以直接吃。泡得越久，味道越酸。泡一次豇豆，可以吃一年。

酸豆角的做法其实类似所有的泡菜，但有一点不同的是盐的把握，盐太少酸豆角易腐烂，盐太多又会过咸而不够酸，略微的比饱和线少一点点的盐泡出的豆角才会酸得正好。不光是酸豆角，如果你很喜欢吃各种酸菜，那么泡豆角的时候也可以一起放入一些萝卜条、卷心菜之类你喜欢的食材。

另外，初次用酸豇豆做菜的人大概都会做咸，那怎样吃酸豇豆不咸呢？首先，要知道泡的时间长的酸豇豆越咸，因此，在吃之前可以把酸豇豆在清水里摆一下。也可以在炒菜的时候不再放盐进去。如果是在炒的过程中发现太咸，往锅里放点儿白糖就可以了。当然，通过食材搭配也能解决这个问题，比如芹菜、青椒这种蔬菜都比较吸水分，因此不仅做出的菜不咸，食材之间也比较入味。

🥣 肉末酸豆角

1.材料：五花肉末150克，酸豇豆300克，生姜2片，食油、盐、生抽、料酒、鸡精各适量。

2.做法：

（1）生姜切末，酸豇豆切丁。

（2）肉末用料酒、淀粉、生抽、食盐拌匀。

（3）锅烧热倒入食油，放入姜末炒香后放入肉末炒变色盛出。

（4）再起锅，倒入酸豇豆炒香后倒入肉末翻炒均匀即可。

3.功效：完美的下饭菜，健脾开胃，固肾。

🥣 酸豆角炒鸡胗

1.材料：酸豆角100克，鸡胗250克，红椒、尖椒各1个，葱1根，姜1小块，蒜4瓣，蒜苗1根，食油、盐、鸡精、料酒各适量。

2.做法：

（1）鸡胗切片，酸豆角、红椒、尖椒、青蒜、小米椒分别切段，葱、蒜切末。

（2）鸡胗中加入料酒，拌匀，腌制10分钟左右。

（3）锅烧热，倒入少许油，油热后，放入葱、蒜末爆香，加入腌制好的鸡胗。

（4）炒至变色后，加入酸豆角。

（5）翻炒均匀，加入青蒜和小米椒，翻炒3分钟加入青红椒翻炒。

（6）加入盐和鸡精，继续翻炒2分钟左右即可出锅。

3.功效：酸爽可口，健脾开胃。

脾虚成了"黄脸婆"，
快喝山药扁豆粥

《随息居饮食谱》云：嫩荚亦可为蔬，子以白者为胜，去皮煮食，补肺开胃，下气止呕，清暑生津，安胎去湿。

山药看起来挺土，处理起来也黏糊糊的，甚至还会让你的手刺痒难耐。可是你知道吗？吃一次山药相当于敷3次面膜。这还不是最神奇的，敷面膜只是让你在面膜揭下来的那一刻美白无瑕，半天过去，你的脸又开始泛黄、起皮、毫无光泽。而山药呢？一段时间的食用之后，它会让你由内而外地散发出美的气息，不用粉底、不用隔离看起来照样白皙，粉里透红。

《黄帝内经》中有过论述："五七阳明脉衰，面始焦，发始堕。"这是说女人到了35岁开始面容憔悴，头发脱落，这些衰老的迹象都是因为阳明脉开始虚弱、衰竭了。那"阳明脉"是什么呢？其实是脾胃之经，这说明女人变"老"是从脾气虚弱开始的。

王士雄在《随息居饮食谱》中说道："山药，补脾胃，调二便，强筋骨，丰肌体，清虚热。"山药不温不燥，不寒不热，而且纯补无泄，对脾胃虚弱的人，是绝佳的保健保养食材。建议大家早饭时吃一点儿，因为上午是脾胃经的循行时间（7—9点胃经，9—11点脾经），在此时吃补脾养胃的山药，效果极佳，山药煮粥或蒸食均可。因为脾胃在五行当中属土，甘味也属土，甘味入脾，用甜味能引导山药更好地入脾胃经，因此，早上吃山药蘸糖能起到更好的补脾养胃效果。同样，每天晚餐时吃点儿山药蘸咸酱，能将山药补肾效果发挥到最好。中医认为肾是先天之本，脾是后天之本，山药不但补后天，还能养护先天。另外，中医里脾主运化水湿，脾虚水湿运化不了就会存积在体内，给人的感觉就是虚胖，山药健脾，健脾祛湿，脾健则湿去，而胖人体内多湿气，吃山药可以祛湿，祛湿则瘦身。

我有个朋友的女儿，不到三十五岁，整个人看上去脸色蜡黄、瘦瘦小小的，没有一点这个年龄段该有的丰润之美。她每天都要按时吃各种营养品，吃过一个月还是老样子。朋友让我给她女儿开几服中药。我说，这种情况还是重在调养，比如可以经常吃山药扁豆粥。

取白扁豆20克，大米、鲜山药各50克，白糖适量。先将鲜山药洗净，去皮切丁。白扁豆和大米淘洗后浸泡半小时煮至半熟。加入山药丁，煮成粥即可。

为什么推荐搭配是白扁豆呢？《随息居饮食谱》说道："扁豆以白者为胜，补肺开胃，下气止呕，清暑生津，安胎祛湿，健脾止泻"。扁豆性平，是一味补脾而不滋腻、除湿而不燥烈的健脾化湿良药，与同样性味的山药搭配在一起健脾补胃、祛湿减肥的效果增强，能够很快让你脱离"黄脸婆"的噩梦。

最开始，我在处理山药的时候会麻手，试过很多方法，比如在火上烤，或者用醋洗手，效果都不明显。有一次在超市看见一次性手套，买回来处理山药时戴上，山药的黏液不沾在手上，手自然就不会痒了。还有个小经验，山药去皮后容易氧化变成黑色，可以在处理之前先准备好淡盐水，山药切好后立即放入淡盐水中，用时再捞出就可以了。

🥣 山药枸杞粥

1.材料：山药300克，白米100克，枸杞10克。

2.做法：

（1）将白米和枸杞洗净沥干。

（2）山药洗净去皮并切成小块。

（3）将水倒入锅内煮开，然后放入白米、山药以及枸杞续煮至滚时稍搅拌，再改成中小火熬煮30分钟即可。

3.功效：美容养颜，补血益气。体弱、容易疲劳的女士多食用。

扁豆炒肉

1.材料：扁豆300克，猪里脊100克，白芝麻、盐、葱、姜、蒜、料酒各适量。

2.做法：

（1）扁豆洗净掰成小段，或者斜刀切成菱形段；葱、姜、蒜分别切末备用；里脊肉洗净切片，放入盐，料酒，淀粉腌制一会儿备用。

（2）炒锅倒入适量油烧热，下入肉片翻炒，变色后取出。

（3）留底油，下入扁豆小火慢炒，焖熟，快熟的时候放入葱、姜末，翻炒均匀，待扁豆完全熟后，放入肉片，加盐调味，不断翻炒，出锅前放入芝麻炒均即可出锅。

3.功效：消烦祛湿，增强免疫力。

红薯粥清肠利便，
适量吃防治痔疮

> 《随息居饮食谱》云：甘温，煎食补脾胃，益气力，御风寒，益颜色。

在大家的眼中，红薯是极其平民的蔬菜了，其实，按照红薯对人体的益处来说，它一点儿也不平民。王士雄在《随息居饮食谱》中说道："红薯，甘温，煎食补脾胃，益气力，御风寒，益颜色……凡渡海注船者不论生熟，食少许即安。"红薯培植容易，在饥荒年代，它可是救命的粮食。

红薯味甘、性平，入脾、肾经。在补益脾胃的同时，红薯还可以宽肠通便，治疗便秘。很多老年人，身体机能衰退，胃肠没有活力，容易便秘，这时候多吃一些红薯会收到奇效。乾隆皇帝晚年就患有便秘，不仅腹胀、食欲不振，而且情绪也很糟糕。御医知道皇帝年事已高，也不敢使用泻药。一次，乾隆帝到御膳房，看见小太监们正在炉边烤红薯，他当时就被红薯的缕缕香味吸引，并吃了两块。乾隆觉得红薯又软又香，便吩咐下去每天都吃。没想到一段时间后，大便居然通畅了，乾隆大喜，从此视红薯为养生的佳品，并令人广泛种植。

那么，为什么乾隆皇帝吃了红薯便秘就好了呢？这是因为红薯富含膳食纤维，能够有效刺激肠道蠕动和消化液的分泌，从而帮助人们排出宿便，消除便秘。因此，也可以说，经常吃红薯还能降低肠道疾病的发生率。此外，红薯中的纤维物质能够吸收体内水分，还能帮助人们消肿利水，身体出现水肿现象的人们可以吃点儿红薯。研究表明，在膳食纤维基础上再摄取少许油分，润肠通便的效果更好。因此，红薯煮熟后淋上少许初榨橄榄油，不仅风味更佳，润肠效果也会更好，可以替代部分主食。

红薯粥的做法非常简单。准备红薯200克，大米50克，糯米30克。把大米和糯米混合淘洗干净后倒入砂锅，加入约10倍的清水，大火煮开后转最小火煮约半小时，其间不时用勺子搅拌一下以防粘底。红薯洗净去皮后切成块，泡在水里防止氧化变黑，待米煮开锅后，放入红薯搅拌均匀后盖上盖子，一起用小火煮约20分钟就可以了。

煮粥时用大米混合1/3的糯米煮出来的粥更为黏稠，口感更加软糯，也能增强宽肠补中的功效。此外，红薯切好后要记得放在水里泡着，否则会氧化变色。

《纲目拾遗》记："红薯，补中暖胃，肥五脏。"天寒食用，正气养胃，化食去积，兼可清肠减肥。这是因为红薯含热量低，又颇具饱腹感，无论是当作主食还是副食，都是一种良好的减肥食品。

另外，红薯对人体器官和器官黏膜有特殊的保护作用，可抑制胆固醇的沉积，保持血管弹性。痔疮是因肛管直肠下端的血管弹性变弱而产生的，因此常吃红薯有利于防治痔疮。

红薯怎么吃更营养？一是忌生吃。南方不少地方时兴生吃红薯。红薯淀粉含量多，生吃不容易消化，且口感不如加工之后，因为高温加热能使红薯的可溶性纤维易消化，使其糖链变短，增加红薯甜味。二是忌单吃。吃红薯时应当配合其他的谷类食物。单吃的话，由于蛋白质含量较低，会导致营养摄入不均衡。所以，不论从功效上还是营养或口感上，传统的将红薯切成块，和大米一起熬成粥是最科学、最实用的吃法。

吃多了会排气是不少人对红薯"敬而远之"的原因。每次吃200克左右的红薯一般不会有排气尴尬。和米、面搭配着吃，并配以咸菜或喝点儿菜汤也可避免。

很多人说红薯吃了肚子胀气，有时候还会烧心。如果带着皮吃，就不会出现这样的问题了。因为红薯肉补脾胃，红薯皮则助消化；红薯肉补气，红薯皮通气；红薯肉偏酸性，红薯皮偏碱性，就好比阴阳互推互溶一样。

红薯有红白两种，白皮白心的红薯对皮肤特别好；皮肤粗糙的人常吃白皮白心的红薯，皮肤会逐渐变得润泽；红皮红心的红薯是补气和血的，作用可以跟大枣相提并论，脸色发白的女孩常吃可以帮助改善面部气色。因此，购买的时候可以根据自己所需。

不建议吃外面卖的烤红薯，烘熟红薯的锅炉是工业废弃物，其中所含的化学物质在密封的环境中通过烘烤渗透进烤红薯里，食用之后对人体有害。现在市面上有卖烤箱的，不仅可以烤面包、比萨，也可以烤红薯、土豆等，家用微波炉大火微波10～20分钟也可以将红薯烤熟，不仅健康，风味也不比外面差。

🍚 红薯杂粮饭

1.材料：杂粮米150克，红薯100克，玉米油适量。

2.做法：

（1）杂粮米加入适量的水，浸泡过夜；浸泡好的杂粮米捞起，沥干水分；红薯去皮切成小丁。

（2）将杂粮米和红薯丁放入电饭煲，水量比平时蒸饭多一点儿，再加少许玉米油蒸熟即可。

3.功效：润肠，厚脾胃。

🍚 红薯玉米碴粥

1.材料：红薯1个，玉米碴50克。

2.做法：

（1）红薯洗净备用，玉米碴淘洗2遍。

（2）玉米碴放入电饭煲的盆中。

（3）红薯去皮切块放到电饭煲中。

（4）按照电饭煲的刻度线加入清水。

（5）用勺子拌匀锅中的食材，尽量铺平，让清水没过食材煮粥即可。

3.功效：玉米碴也有润肠通便的作用，与红薯搭配食疗效果更好。

红薯包子

1.材料：面粉250克，牛奶50毫升，红薯200克，白糖20克，冰糖10克，酵母2~3克。

2.做法：

（1）将面粉250克，发酵粉2～3克，温水125毫升，20克白糖混合和面，揉均匀放盘中盖上纱布等待发酵。

（2）红薯洗净，放在锅内蒸熟。

（3）趁热剥去红薯的皮，放入10克冰糖，将红薯和冰糖捣碎。

（4）加入适量牛奶搅拌均匀可以使红薯馅变得稀软。

（5）发好的面团拿出来揉搓排气，将其揉成长条再切成小等份搓圆。

（6）小剂子按扁擀开，放一勺红薯馅，包好。

（7）包好的红薯包子稍稍按扁，用筷子在包了薯蓉的包子上切对等，切个米字出来。

（8）用筷子蘸点儿红薯蓉在包子中间点些薯蓉，静置15分钟之后开大火烧开，改中火蒸15分钟后关火，焖3～5分钟后开锅。

3.功效：适合老年人、脾胃不佳的人食用。

第
3
章

吃对蔬菜少生病

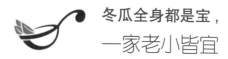

冬瓜全身都是宝，
一家老小皆宜

　　《随息居饮食谱》云：甘平，清热，养胃，生津，涤秽，除烦，消痛，行水。

　　冬瓜是餐桌上最常见的蔬菜之一，冬瓜可以做汤、炖菜、炒菜。很多人在处理冬瓜时会把冬瓜子和瓤扔掉，实际上，它们的作用非常大。

　　《随息居饮食谱》中也说道："冬瓜味甜性平，可以清热除烦，养胃，生津，涤秽，利水。"

　　冬瓜的水分含量相当大，利水效果也是一流的。夏天气温高，人体除了流汗散热外，还需要小便，冬瓜具有很强的利尿之效。感冒之后，将冬瓜清炒，或者煮汤喝，可以促进排便，从而清走热火。

　　当天气特别炎热，伴随出汗的是倦怠无力，胃口欠佳，这并不是生病了，而是身体出汗时体内的钾以及水溶性维生素随着汗液流失了。没有钾，身体就会倦怠无力，而冬瓜恰恰含有钾以及微量元素。这时候吃冬瓜不仅帮助身体散热、排便，还能让你神采奕奕。

　　当你感觉自己有轻微的中暑或脱力时，也可以在当天的饮食中加入冬瓜。

　　那么，怎样吃冬瓜最好呢？生吃。生吃不仅吸收全面，见效也快。小时候，每当自家菜园里新结出嫩冬瓜，妈妈就会先摘下一个，切成薄薄的片放在冰箱里冷藏几个小时，让我和哥哥蘸着白糖吃，吃起来冰冰凉，还有股清香，特别爽口。

夏天天气热，知了在外面不停地叫，叫得人心里烦躁，这种烦躁其实是心火，这时候喝冷饮、吃冰棍对身体很不好，虽然一时之间不燥不热了，胃却受了凉，尤其是小孩，柔弱的肠胃受伤最大。最好的办法就是吃几片生冬瓜，香味沁人心脾，口感脆爽，不仅消暑，还帮助身体把水排出去，火也就去了。

很多人有这样的经历，在办公室坐一天，不仅腰酸背痛，小腿也肿胀不堪，走起路来步伐沉重，实际上，这是长久没有运动导致的水肿，这个时候吃几片冬瓜蘸白糖，下班回家路上就会轻松很多，对于爱美的女性来说，这也是美腿的方法之一。

有一首古诗里说："万里无寸草，衲僧何处讨。蘸雪吃冬瓜，谁知滋味好。"想象一下，一位僧人在下雪天以冬瓜蘸雪为食，浑身散发出的内心的淡然和恬静是否也让人心驰神往？对常人来说，又何必一定要是冬天。酷热的夏季，切几片冬瓜放在冰箱冷藏几个小时，再拿出来坐在桌边细细品尝，那种唇齿间冰爽的感觉，让人心神怡爽，诸多烦恼抛诸脑后。当然，这也从侧面说明，冬瓜可以储存的时间很长。

凡是植物的种子，它的功效一般都能往肾脏走。冬瓜子也是走肾脏的，但它不是补肾，而是帮助肾脏排出浊水的。而冬瓜子去的不仅是水，而且是浊水，是由体内炎症和感染引起的。这种水是混浊的，带有颜色，比如黄痰，小便赤黄，女性白带发黄。女性最易感染炎症，因此，冬瓜子可以说是女性的好朋友。

冬瓜子偏凉性，直接吃容易拉肚子，最好的吃法就是将其捣碎之后，加水煮15~20分钟，后加糖饮用。不过，这个方法是在体内湿热很重的情况下使用，如果只是有炎症，或者小便、白带发黄，最好是先把冬瓜子炒黄了，再煮水喝，以便控制其寒性。

冬瓜子还有美颜功效，冬瓜子含有的油酸等成分能够抑制体内黑色素沉积的活性，从而有美容、美肤之效。具体做法是将冬瓜子洗净晒干，研成细末，喝牛奶、豆浆甚至清水时，加一些进去。早晚各一次，坚持一个月，就可以明显感觉到皮肤变得又白又润，如能长期坚持，效果会更好。保存冬瓜子也不麻烦。吃冬瓜的时候，把瓤掏出来晾干，再把冬瓜子取下来保存就行。

冬瓜瓤看起来跟平常用的面膜似的，它确实有美白肤色的作用。古典美颜方记载："用新鲜冬瓜瓤擦拭面部及全身，可以使皮肤光泽白润。"实际上，冬瓜瓤晒干用时再泡开依旧有这样的功效，另外，用蜂蜜加水泡开效果会更好。

老人或者肥胖者，将冬瓜皮晒干加荷叶一起泡茶喝可以起到降低血脂和减轻体重的作用。这是因为冬瓜含有能够抑制糖类物质转化为脂肪的成分，还富含膳食纤维，能抑制肠道对脂质及糖分的吸收，因此有防止体内脂肪堆积、消肥降脂的功效。

日常生活中，最简单的一道汤便是冬瓜海米汤了，不仅吃起来清爽可口、营养丰富，而且它的热量也很低。

取200克冬瓜，50克海米。冬瓜肉切成薄片。在锅内倒少许油，加入冬瓜翻炒，加水或高汤烧开锅后放入海米，烧10分钟左右加盐、味精盛出即成。

冬瓜性寒，小孩的脾胃比较弱，因此最好是将冬瓜炖汤，比如冬瓜羊肉汤之类，这样既能达到利水的目的，又不会对脾胃有太大的刺激。

🥣 海米冬瓜条

1.材料：冬瓜300克，海米35克，盐、味精各1/2小匙，葱5克，姜3克，植物油1大匙。

2.做法：

（1）海米洗净用适量温水浸泡10分钟。冬瓜去皮切条。葱、姜切末。

（2）锅置火上加入植物油，放入适量葱、姜爆香，放入冬瓜条。

（3）翻炒至冬瓜断生，加入海米翻炒均匀，小火焖5分钟，出锅即可。

3.功效：清热利水。

🥣 三菇冬瓜汤

1.材料：冬瓜300克，鲜香菇50克，蘑菇（鲜蘑）50克，平菇50克，姜5克，大葱10克，高汤适量，胡椒2克，味精1克，盐4克，鸡油15克。

2.做法：

（1）将香菇、蘑菇、平菇洗净用刀切成块；冬瓜去皮洗净改刀成片；葱、姜洗净切片。

（2）锅中倒入适量鲜汤，烧开下冬瓜、蘑菇、平菇、香菇小煮片刻。

（3）加入姜、葱、盐、味精、胡椒稍煮，最后淋上少许鸡油即可。

3.功效：开胃，消肿，增强抗病能力。

🥣 荷叶冬瓜汤

1.材料：荷叶半张，鲜冬瓜200克，盐少许。

2.做法：

（1）将荷叶洗净，撕成碎片。

（2）冬瓜洗净，去蒂把，切成片。

（3）将荷叶片、冬瓜片一起放入锅中，加清水适量共煮成汤。

（4）待锅烧开后拣去荷叶，加盐调味即成。

3.功效：清热解毒，消暑气。

喝杯山楂汁，

帮你消肉食，化解脂肪肝

《随息居饮食谱》云：醒脾气，消肉食，破瘀血，散结，消胀，解酒，化痰。

很多人看到红红的山楂就激灵起来，因为直接吃实在是太酸了。但是山楂对人体的好处实在是太多了，尤其以助消化功能最佳，千百年来，人们研究着更美味、更有价值的食用方法。

《随息居饮食谱》说：山楂，醒脾气，消肉食，破瘀血，散结，消胀，解酒，化痰。从医学上讲，食物有肉食与素食之分，所以消食药大致上也分消肉食和消素食两种。而山楂的奇特之处在于它对荤素食物引起的积滞都可以消，尤其善于消化油腻的肉食。

每当节假日过后，很多人都会感到肠胃不适，并且看什么都没有胃口，这一是因为肠胃负荷过量，并且还未恢复完全；另一方面是一时之间味蕾得到满足后会产生疲劳。这时，将山楂榨成汁饮用或者取干山楂煎水饮用之后就会好很多，另外，吃多了肚子胀，不消化，不停打嗝或拉肚子，也可以用此办法。

此外，肉食吃多了，会使得血液中脂肪过多，血液变得浓稠。长时间下去血管的弹性也变差了，它的运作受到影响，就不能很好地适应身体的需要而调节血压，高血压就此产生。在这种情况下，每天可以用30克山楂煎水或者切成极薄的小片用开水冲泡饮用。若是体质比较强壮的高血压老人，则每天取10～15克山楂为宜。

若是早上起来，眼角有黏糊的眼屎，俗称"芝麻糊"，那么，可以用山楂30克、决明子60克，加水煎汤当茶饮用。"芝麻糊"的出现说明体内有肝火，决明子和山楂对肝脏都有护养作用。

一位在体检中心工作的朋友跟我说，近年来，体检检查出脂肪肝的人越来越多，几乎每个来检查的男性都有轻微的脂肪肝，每次，她都不忘提醒人们一句，节制饮食。

对于中年人特别是男性来说，工作导致的精神压力大，情绪压抑，容易造成肝郁不舒、烦躁、焦虑、食欲不振等症，加之男性应酬多，难免喝酒应酬，便形成了"脂肪肝"。中医认为，肝主疏泄、以通为顺，如果肝气不舒，人的周身气血运行就紊乱了，会导致很多身体疾病。此时，也可以找山楂来帮忙。

取1千克山楂，洗净后放在锅里，加水煮烂后捞出盛在大盆里，再用大勺子把山楂捣烂成山楂泥，之后拌入白砂糖。白砂糖的量取决于个人口味。待搅拌均匀之后凉凉就可以吃了。

为了方便，我一般是把山楂泥装进碗中或者瓶子里，放在冰箱冷藏，想吃的时候拿出来即可。山楂中的果糖在冷藏之后会更甜，但实际热量跟先前是一样的。家庭聚餐时，当开胃菜或者饭后甜点吃上几口，不仅清爽而且解腻。

山楂的食用方法有很多，可做成山楂糕、山楂片、果丹皮，还可做汁、酒、酱、山楂晶、元宵馅、冰糖葫芦等，不胜枚举。王士雄在书中也说道："山楂，大者去皮核，和糖蜜捣为糕，名楂糕，色味鲜美，可充方物"。山楂除了当食材还可以做中药材，它的果、叶、核、根、茎均可入药。我国1/3的中成药里均含有山楂。

《随息居饮食谱》认为："山楂，多食耗气，损齿，易饥，空腹及羸弱人或虚病后忌之"。山楂只消不补，脾胃虚弱的人不适合多吃，健康的人吃山楂也要有所节制，尤其是正在换牙的儿童，长期食用山楂制品对牙齿生长不利，因为山楂片、果丹皮含大量糖分，过量食用会使血糖保持较高水平，使人没有饥饿感且正常的饮食量会降低，长期下去会引起营养不良及贫血。糖尿病患者也不适合吃山楂片、山楂糕等制品。

孕妈妈妊娠早期喜欢选择味道酸的水果但不要选择山楂，因为山楂可破血散瘀，刺激子宫收缩，甚至诱发流产。而对产后新妈妈而言，山楂可促使子宫复原，可以多食。

跟苹果一样，山楂含有果酸，吃过之后要刷牙，以防伤害牙齿。

🥣 山楂苹果酱

1.材料：山楂200克，苹果1个，柠檬半个，白砂糖100克，淀粉2勺。

2.做法：

（1）山楂去核，切小块，苹果去核，切小丁。

（2）将山楂丁和苹果丁放入面包机内桶。

（3）加入白砂糖和淀粉，挤入柠檬汁，拌匀后腌制20分钟。

（4）选择花式果酱程序，启动程序开始工作。

（5）程序结束后的果酱状态，晾凉后密封保存即可。

3.功效：生津开胃。

🥣 山楂山药鲫鱼汤

1.材料：鲤鱼1条，鲜山楂60克，山药80克，盐、姜各适量。

2.做法：

（1）将鲤鱼处理干净，洗净切块；山药洗净，去皮切片，浸入有食盐的清水中备用；山楂洗净去核，切成小块；姜洗净切片。

（2）锅置火上，加入油烧热，下入姜片爆香，放入鲤鱼，煎至两面鱼皮微黄。

（3）将煎好的鱼放入砂锅内，加入处理好的山楂和山药及适量清水，大火煮开后转小火煮1小时左右。

（4）出锅前根据自己的口味，加入适量盐调味即可。

3.功效：消食解腻，开胃。

🥣 山楂粥

1.材料：山楂50克，粳米50克，砂糖10克，黑枣8粒。

2.做法：

（1）粳米洗净沥干，山楂、黑枣略冲洗。

（2）锅中加8杯水煮开，放入山楂、黑枣、粳米续煮至滚时稍微搅拌，改中小火熬煮30分钟，加入砂糖煮溶即成。

3.功效：帮助消化，缓解产后疼痛。

"软玉"豆腐，
助你解决水土不服、湿疹

《随息居饮食谱》云：清热，润燥生津，解毒，补中，宽肠，降浊。

对于经常出差的人，突然换了环境，第一餐最好点个豆腐。为什么呢？每个地方的水土、食物、空气、温度、湿度都不一样，很多人因为旅途劳顿和肠胃不适应引起的肠胃功能下降，刚到一个新的地方容易出现水土不服。为避免这种情况，可以先吃点当地易于消化的食物，这样就可以降低对肠胃的刺激，使肠胃有个逐渐适应的过程。而豆腐刺激小、易消化，并且是采用当地的水磨制而成，是克服水土不服理想的饮食。

我一直觉得豆腐是一种神奇的存在：先是黄豆，细磨后成为豆浆，再点成豆花，最后压成豆腐，每一步都是一场蜕变，每一次蜕变都有新的食物出现。可以说，咱们的老祖先将黄豆玩到了出神入化的地步。

"浆面凝结之衣，揭起晾干为腐皮，充饥入馔，最宜老人。"这里的腐皮就是我们常说的豆皮。豆皮含有很多植物雌激素，有延缓衰老、美容的作用，用它和木耳、香菇、青菜做馅蒸成的包子，在清朝曾长期作为贡品，给皇上食用。《红楼梦》第8回中，宝玉自己舍不得吃，还把豆皮包子留给晴雯吃。对于"三高"患者来说，豆腐皮包子是非常好的一道健康菜。

🥣 草鱼豆腐

1.材料：草鱼500克，豆腐250克，调配料各适量。

2.做法：

（1）将草鱼去鳞、内脏洗净，切成三段；豆腐切成小方块；青蒜25克切段。

（2）炒锅放50克鸡油烧热，放入鱼段煎炸后，加入料酒、酱油、白糖、鸡汤烧煮，小火焖煨。

（3）鱼入味后，放入豆腐块，大火烧开，小火煨煮，焖烧5分钟后，待豆腐浮起，放入青蒜末，淋明鸡油，即成。

3.功效：补充优质蛋白质。

🥣 鱼头豆腐汤

1.材料：胖头鱼头一个，豆腐一块，小葱几根，姜一小块，盐、胡椒粉适量。

2.做法：

（1）将胖头鱼头收拾干净，从中间切开，豆腐切块。

（2）锅内放油，烧热，放入胖头鱼头两面煎黄；余油爆香葱段、姜片。

（3）砂锅加水，把鱼头放入砂锅内，大火将鱼头汤煮成白色。

（4）将豆腐下锅，小火慢炖十分钟，然后加盐和胡椒粉调味。

3.功效：为大脑补充蛋白质。

葱可调味，
也是祛风寒的良品

《随息居饮食谱》云：辛甘平。利肺通阳，散痈肿，祛风达表，安胎止痛，通乳和营。

葱是我们日常必备的调味类蔬菜，如果在爆炒、清蒸、煲汤时加入它，就会提升食物的味道。相传神农尝百草，找到葱以后，便将它作为日常膳食调味品。葱可去腥、解膻、增香，有中和之功能，故而葱有"和事草"的别称。

在超市买的大葱，往往只是葱白和一小截绿色的葱秆，葱叶被整整齐齐地切掉了。其实，葱叶扔掉很可惜，它和葱白一样都含有很高的营养素。中医认为，它可以入肝经，有清血脉、降脂的功效。吃葱叶能提高肝脏分解血脂的能力，对预防高血压和高脂血症有帮助。

平时大家吃小葱的葱叶较多，大葱的叶子吃完容易让人产生很重的口气，因此不受人喜爱。葱叶虽然会让人产生口气，却也有它独特的用途。记得小时候过年家里杀猪之后，母亲都会将猪大肠炖汤给我们喝。猪大肠有股臭味，如果清洗不当，炖出的汤就有股怪味，没法喝。母亲清洗猪大肠时就用葱叶和面粉一起揉搓，这样处理之后，炖出的汤又美味又没有异味，是我童年最美好的回忆了。

大葱叶也可制成葱油，制作好的葱油放在阴凉通风之处，至少可以保存3

个月。

将1个大料、8粒小茴香、15粒花椒、1片香叶，放入冷油中。用小火慢慢地将香料的味道炒出后，放入葱叶。继续用小火煸炒葱叶，直到将葱叶炒至变成浅褐色，葱叶被煸干为止。将油锅里所有的香料、葱叶滤出，剩余的油，就是香香的葱油。

大葱一定要见油，这样才不会有臭味，葱油炒出的素菜，味道很香，只闻葱香，不见葱叶。葱油除了炒菜，还可以拌入凉菜、凉面，或者饺子馅中。

有的人淋雨过后，或者在室外吹风太久，喜欢煮姜糖水驱寒，或者喝点儿板蓝根，实际上，用葱、姜煮水喝才是王道。有人会说，我知道姜可以驱风寒，可以煮姜糖水，那为什么还要加上葱呢？的确，姜和葱都有祛风寒的功效，不过它们是有区别的。葱的主要特点是一个"通"字。用它来调理风寒感冒，有两大作用：一是能通鼻塞，二是可以缓解感冒引起的头痛。痛是因为不通，通了则不痛了。而姜的主要作用就是散寒。这也是为什么同样都是着凉或者风寒感冒，有的人喝了自制的汤水就好了，有的人却不见效果。原因可能就在于别人加了葱而你没有。

葱须的通气效果也非常棒，因此，煮水时要葱白带上葱须，这对风寒引起的头痛有明显效果。

煮葱姜水的方法非常简单：取葱白连须大约5厘米长，生姜3片，加冷水里煮；水开后最多3分钟立即关火，趁热喝掉。喜欢甜口的可以在煮的时候加点儿红糖。有的人嫌麻烦，也可以直接拿几根葱白咀嚼直到出汗，很快全身怕冷的症状就会得到缓解。

如果小孩子不愿意吃葱须，让他闻一下葱须的味道，也能起到一点通鼻塞的作用。

如果风寒感冒比较重，可以用葱白连须，再加上几片生姜和一点儿陈皮，一起煮水喝。如果是给小孩子饮用，一定要加上陈皮，因为孩子感冒多与消化不良有关系。

放姜主要是针对风寒感冒的，如果感冒带有鼻塞、咽喉痛，可以把姜替换成白菜根和萝卜皮。

南方的冬天没有暖气，很多人会被冻伤脚，一旦暖和起来，痒麻难耐。这时候，就可以用葱叶煮水泡脚。葱叶有通血脉的作用，用葱叶水泡脚可以改善脚部血液循环，让双脚暖和起来。

夏天得了空调病，也可以用葱叶水泡脚来去寒气。葱叶水还有杀菌的作用，对轻微的脚气也有帮助。注意泡脚的水温不可以太高，否则发汗太多，会使人气虚。

葱虽好，也有食用禁忌：①不宜在吃滋补的中药时食用。因为葱有发散作用，会干扰补药的效果，尤其是不要跟六味地黄丸、杞菊地黄丸、知柏地黄丸这些含有熟地的补肾药在一起吃，否则会影响疗效。②葱的发汗功效很强。《随息居饮食谱》中说道："气虚易汗者不可单食"，所以爱出汗的人，特别是出汗以后体味比较重的人，最好不要吃太多葱。

白而长、壮实均匀、叶色青绿、无虫害、无枯烂叶的大葱最好。一次买葱过多，可以捆扎成束，葱根朝下，置于阴凉通风处，可以放上好一阵子。

🥣 萝卜青葱姜汤

1.材料：白萝卜1根，青葱3根，姜10克。

2.做法：

（1）先将白萝卜、青葱洗净、切碎，生姜切片，一起放入锅内。

（2）加入750毫升水煮滚后，以小火续煮30分钟，滤渣即可饮用。

3.功效：散寒、发汗、排毒。

🥣 葱油苦瓜

1.材料：鲜嫩苦瓜200克，葱1根，香油、食盐、味精、胡椒粉适量。

2.做法：

（1）将苦瓜洗净，切去蒂、尾，一剖两半，挖瓤去子，斜刀切成4刀一段的连刀片。

（2）切好的苦瓜放入微波容器内，不加盖入炉高火1分钟至断生，出炉趁热装盘，撒上少许精盐、味精，拌匀待用。

（3）微波容器内放入葱花、精盐、胡椒粉、香油搅拌一下，加盖入炉高火1分钟（中途出炉搅拌一次），出炉趁热浇淋在苦瓜上，略焖一会儿即可。

3.功效：开胃利湿、清热解毒、增进食欲。

🥣 葱枣汤

1.材料：红枣20枚，葱白7根。

2.做法：

（1）将红枣洗净，用水泡发，入锅内，加水适量，用文火烧沸，约20分钟。

（2）再加入洗净的葱白，继续用文火煎10分钟即成。服用时吃枣喝汤，每日2次。

3.功效：补益脾胃，散寒通阳，可辅治心气虚弱、胸中烦闷、失眠多梦、健忘等病症。

色泽鲜亮的芹菜，
甘为肾脏清道夫

《随息居饮食谱》云：甘凉，清胃，涤热，祛风，利口齿、咽喉、头目，治崩带、淋浊、诸黄。

芹菜颜色青翠，口感爽脆，香气浓郁，自古以来就是备受人们喜爱的一种蔬菜。芹菜还是中医眼中不可或缺的"药芹"，被称为"厨房里的药物"。

芹菜有三种分类：药芹是中国本地的传统品种，以前人们最常吃的就是药芹，它的口感不如西芹那么脆嫩，药性却是最强的，所以被称为药芹；西芹是引进的品种，又粗又长，产量高，口感脆嫩，深为大家喜爱，只是论药性比药芹稍逊一筹；香芹一般生长在南方的水边，个头比普通芹菜小，秆很细，叶子相对嫩一些，主要用来做配料。

香芹和药芹的作用相似，但各有所长：香芹清肺热，药芹降肝火；香芹偏于化痰，药芹偏于利湿；香芹降血糖的作用更好，药芹降血压的作用更强。

很多人吃芹菜都是直接切掉芹菜的根部方便冲洗，切出来也显得刀工一致，还有的人因为芹菜叶略苦，就把芹菜叶择掉，实际上，这些正是芹菜药性最强的部分，扔掉实在是太可惜了。

芹菜能调节肝阳上亢，其中又以芹菜叶的作用最强。对于肝阳上亢引起的高血压，吃芹菜叶比吃芹菜秆的效果好。有的人一生气，血压"呼"地一下就上去了，感觉头晕得不行。这种高血压就跟肝阳上亢有关系。肝阳上亢，不仅可能使人感觉头晕，还可能使人感觉头胀痛，或者满面通红，脾气急躁。平时多吃点儿芹菜叶，对这一类症状就有缓解作用。

芹菜叶可以炒着吃，也可以凉拌吃。把芹菜叶焯一下，加调料凉拌就可以了。你还可以拿它跟豆腐干一起炒着吃，很香。北方人用芹菜叶和上干面粉，加点儿花椒和盐，上锅蒸熟，就是简单的一餐饭，既清淡又营养。

王士雄在书中说道：芹菜清胃、涤热、祛风，利口齿，利咽喉。每当胃口不佳时，可以将芹菜凉拌或者清炒着吃，芹菜里的粗纤维可以帮助肠胃消化积食，还能驱除胃火，这样就能达到清胃开胃的效果了。容易上火的人，吃点儿油炸的东西嘴里就长火泡，咽喉肿痛的人，这时候将芹菜凉拌吃能散解热毒，消肿止痛。

为什么要强调凉拌呢？说起来，芹菜食疗的功效主要在于"芹菜素"，但"芹菜素"对温度非常敏感。只要加热3分钟，芹菜的食疗效果就会立刻下降至新鲜芹菜的1/4，像炒菜、煮粥这种长时间的高温烹煮，会对芹菜的食疗效果产生很大的影响。《随息居饮食谱》中也说到芹菜"煮勿太熟"。

目前被大家认可并接受的一道凉拌芹菜便是芹菜胡萝卜拌花生米了。

准备芹菜150克，花生50克，胡萝卜50克，姜10克。先提前把花生冲洗下，在清水里泡2个小时。芹菜清洗干净后斜刀切成小段，姜切细丝，胡萝卜切成小丁。然后把芹菜、胡萝卜、花生分别倒入开水中焯一下捞出，记得焯芹菜时加点儿盐，这样芹菜的颜色会保持鲜绿。花生则要多煮一会儿。等这些水分沥干之后，倒入少许香油、食盐、海鲜酱油、花椒油搅拌均匀就可以了。

有些人问，芹菜降血压，但是我血压偏低，是不是就不能吃芹菜？实际上，芹菜降血压，是通过改善肝肾功能来起作用的。高血压的人吃芹菜，能够降血压。而低血压的人吃了，不会让血压变得更低。

当然，如果你非要长期大量地吃芹菜，那还是要看看你的身体情况是否适合。而这个是否适合，不是简单地以血压高低来判断，而是要看个人的体质。

芹菜有利水功能，是肾脏的"清道夫"。许多男性爱喝酒，吃大鱼大肉，工作又比较辛苦，容易使肾脏系统有湿热。这种湿热严重的话，有的人会在腰上长湿疹，有的人则会出现小便疼痛、小便出血甚至像米汤一样发白、混浊等症状。因此，肾脏系统有湿热的男性，还应该要多吃点芹菜，帮助身体把这些毒排出去，给肾脏减轻负担。

有人提倡生吃芹菜来达到疗效，只不过，芹菜的纤维含量很高，不易嚼食和吞咽，榨杯芹菜汁倒是不错的选择，可以平肝降压，镇静安神。

🥣 什锦西芹

1.材料：西芹300克，水发冬菇100克，笋片50克，豆腐干100克，香油、盐、白糖、姜末、味精各适量。

2.做法：

（1）将西芹去根择洗干净，切成小段，放入沸水中焯一下，再用凉水浸透，捞出控水。

（2）将水发冬菇、笋片、豆腐干切成丝，放入沸水中焯一下，捞起，连同西芹一起放入盘内。

（3）加入盐、味精、白糖、姜末，淋入少许香油，拌匀即可。

3.功效：清爽开胃。

🥣 香芹爆虾球

1.材料：香芹250克，大虾200克，姜末、葱末各5克，盐、味精、鸡精、白糖各1/2小匙，水淀粉、料酒、植物油各1大匙。

2.做法：

（1）芹菜择去菜叶，洗净，切小段。

（2）沸水中放入少许盐，将芹菜段焯至八分熟，捞出沥干。

（3）大虾洗净，从尾部剥壳，切去大虾的头部，用牙签挑出虾线以防炒出的菜腥味太重。

（4）虾仁洗净沥干，放入油锅中炸至金黄色，捞出沥干油。

（5）锅中留底油，先将姜末、葱末炒香，调入料酒，放入芹菜段断生。

（6）放入虾球，加入盐、味精、鸡精、白糖翻炒均匀，最后用水淀粉勾芡，即可出锅。

3.功效：补充优质蛋白，促进肠道蠕动。

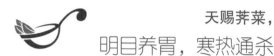

天赐荠菜，
明目养胃，寒热通杀

《随息居饮食谱》云：甘平。明目，养胃，和肝。治痢，辟虫，病人可食。

"三月三吃荠菜"，这个风俗古已有之。这一天在古代是上巳节，人们会去水边洗浴、春游，还有男女相会、对歌，很生活化的节日。当然也离不了吃。吃什么呢？吃上巳菜。如今，很少有人知道上巳节了，不过，三月三吃荠菜的习俗却延续了下来。

荠菜可当蔬菜，也可入药。当作蔬菜，只采嫩芽。入药用的荠菜，就得是全株，一定要连根一起采摘，因为根部的药性更强。整株采回家晾干，就可以用一整年了。放一些在厨房的灶台上，还可以避蚂蚁。需要调理身体的时候，取几株，用开水煮七八分钟，就可以喝汤了。

荠菜入药，最大的作用是祛陈寒，而药性又十分平和。三月三吃荠菜，就是为了祛除冬天积存的寒气。

古语云：冬伤于寒，春必病温。冬天受了冻，如果没有及时化解，寒气会深入体内潜伏下来。到了春天，阳气升发，这些潜伏的寒气发作起来，寒极生热，就会引起流感发烧，这也是春天特别容易出现各种流行病的原因。因此，为了防止冬季的伏寒郁积化热，在春天不能用大辛大热的药物，而是要用荠菜来预防春天的"温病"。

荠菜是平性的。它的特别之处在于，它既能祛陈寒，又能祛血热，使得伏寒无法转为内火，维持人体的寒热平衡。荠菜祛陈寒的特殊功效，对于产妇尤其有用。有经验的人都知道，产妇在月子里如果发烧了，是件很麻烦的事情，不仅影响到孩子的哺乳，而且特别不利于自身的产后恢复，稍有点儿不注意就会落下月子病，长期受罪。

我曾经收到一封信，信主说她原本是个体质健壮的人，生完孩子家里老人不在身边，照顾她的人没有经验，致使她发了四次烧。他们还给她盖上两床棉被想以此捂出汗来退烧。产后本来身子就虚，再出几身大汗，一折腾就更弱了。从那以后，她的身体就变差了，开始发胖，得了脂肪肝，还落下了一身毛病。后背发凉，到冬天必须用个棉垫背在后背上。最严重的是膝盖，一年四季总是凉得像冰块一样，夏天都要穿厚裤子。多少年来，她四处求医问药也治不好，十分痛苦。

产妇的身体比较弱，起居饮食稍有不慎，体内的陈寒就容易发作，化为内火，在局部产生炎症，甚至发烧。这位朋友连续发烧就是由于这个原因诱发的。

照顾她的人用对付普通风寒感冒的方法，给她盖被子捂汗，这真是一个绝大的错误。中医讲"汗血同源"，汗就是血。产妇本来就失血过多，再出几身大汗，身体再壮的人也受不了。

如果在生完孩子后及时清除体内的陈寒，就可以避免这样的事情发生了。怎么做呢？喝一次荠菜水就可以了。用妈妈的话说，这样可以"搜陈寒"，也就是把潜伏在体内经年日久的寒湿"搜"出来并把它们排出体外，这样就能预防月子病，帮助身体恢复。

具体做法是用全株的荠菜煎水喝，连菜一起吃掉。新鲜的荠菜差不多用500克，晒干的100~150克就够。锅里水烧开，整株放下去煮，新鲜的煮两分钟，干品煮七八分钟就好了。连汤带菜一起吃下去效果最好。

这个方法适合于所有的产妇。记住只要吃一次就好，不要多吃。凡事过则不宜。

荠菜的一大好处就是它的药性非常平和，是维持人体寒热平衡的好帮手。它既不偏寒也不过热，能祛寒，却又不会引起内火；能祛热，却又不会导致寒凉伤身。可谓寒热通杀。

前面说过了祛寒，再介绍一下荠菜祛热的功效。荠菜入胃经，可以降胃火，又不苦寒伤胃；它入小肠经，可以清小肠火，治疗小便不利；它入脾经，可以利湿健脾。

荠菜还能止血，对各种出血症都有一定的效果。爱流鼻血的，或是经常牙龈出血的人，平时就可以多吃点儿荠菜。

荠菜的药性平和到连不满周岁的小婴儿也可以用。婴儿如果积食了，用带籽的老荠菜煮水喝就能调好，而且长大以后还不容易得胃病。老年人吃荠菜也很好，可以降血压，通利小便，还能预防白内障。对于普通人来说，春天吃点儿荠菜是最好的，可以预防各种流行病，还可以缓解春天容易出现的过敏症状。

荠菜是最好吃的野菜之一，没有一般野菜的苦涩味，怎么做都可以。凉拌也行，清炒也行，做成馄饨、包子更香。

推荐一个最简单的做法，就是做荠菜汤。

把荠菜切成两厘米左右长的小段，烧一锅开水，水里放一点儿油和盐，水开后放入荠菜煮一分钟就好了。

荠菜本身就很鲜，白水煮能充分领略它的清香味。它是"菜中之甘草"，所以也可以随意地跟各种汤菜搭配，你想往汤里放点儿别的什么都可以，不管是菜还是肉都没问题。最好是配鸡蛋和紫菜，紫、黄、绿搭配好看又好吃。记得不要放酱油，否则夺去了荠菜的鲜味，汤色也不好看。

荠菜在南方四季都有。如果做菜吃，不论什么时候采摘都可以。但是入药的话，就数农历三月初生长的荠菜最好。三月初的荠菜，开春发出来的第一批嫩苗刚刚成熟，储存了整个冬季的能量，而且初春天气还比较寒冷，生长慢，所以药用价值最高。以后再发出来的就长得快了，药用价值也就下降了。

🥣 荠菜豆腐羹

1.材料：荠菜250克，嫩豆腐1盒，黄豆酱、盐、鸡精各适量。

2.做法：

（1）将荠菜摘去老叶子和根蒂，清洗干净，焯水后挤干水分，切成荠菜碎末；嫩豆腐从盒中取出备用。

（2）置锅火上，加入适量油烧至七成热，倒入豆腐翻炒1分钟左右。

（3）加入黄豆酱炒匀，倒入适量热开水煮开，然后加入荠菜，再次煮开。

（4）根据自己的口味，加入适量盐和鸡精调味即可。

🥣 荠菜煎蛋饼

1.材料：荠菜150克，鸡蛋3个，小葱10克，食油、盐各适量。

2.做法：

（1）荠菜择洗干净，开水锅里滴几滴油再加少许盐，将荠菜用沸水焯烫一下。

（2）攥干水分后，切成碎末。

（3）荠菜里打入3个鸡蛋，再加入切碎的葱，加适量盐，搅拌均匀。

（4）平底锅里加油烧热，倒入荠菜鸡蛋液。

（5）一面煎熟后翻面煎至金黄色即可。

3.功效：明目益胃。

🥣 荠菜虾球

1.材料：荠菜300克，碎肉200克，虾100克，淀粉50克，葱、姜、食盐、鸡精各适量。

2.做法：

（1）荠菜清洗干净，在开水里烫一下，然后在凉水里冷却，捞出挤干水分。

（2）在斩板上斩碎。

（3）绞肉加盐和鸡精、葱姜及适量的水搅拌上劲，把斩好的荠菜拌入，拌成荠菜肉馅。

（4）沙虾去头和外壳，把虾线抽出。

（5）用荠菜肉馅裹住虾身。

（6）放入淀粉中裹一层淀粉。

（7）放入开水锅中汆熟。

（8）捞出装盘，锅中加少量的水，调味加一点儿湿淀粉勾芡淋在荠菜虾球上。

3.功效：补充蛋白质，养胃。

偏头痛发作，
赶快喝点儿紫菜蛋花汤

《随息居饮食谱》云：甘凉。和血养心，清烦涤热。治不寐，利咽喉，除脚气，主时行泻痢，析酲开胃，淡干者良。

很多人都有过偏头痛的体验，发作时即使拼命地揉太阳穴，也很难缓解疼痛，一定得吃止痛药才行。

王女士是一家报社的编辑，因为行业间的竞争很激烈，经常加班。即使回家躺到了床上，她的大脑仍会长时间处于兴奋状态，使得身体疲惫不堪。如此这般一年后，她患上了偏头痛，又反过来严重地影响了工作和生活。

王女士来找我看病时说，她以前也偶尔有轻微的偏头痛，但基本上是在经期才发作。从事编辑工作后，她经常上夜班，生活没规律，偏头痛才渐渐严重起来。发作的时候眼睛怕光，她能感到头上的血管一跳一跳的，头痛得像要炸开一样，甚至会伴有干呕现象。如果睡眠充分，偏头痛也会有所减轻，但一忙起来，就会继续发作。她希望我能给她指条明路，如何预防偏头痛发作，同时又担心自己体质比较差，怕止痛药吃多了会伤身体。

我明白王女士的意思，给她开了一个很简单的食疗偏方，就是紫菜蛋花汤，或者买一种叫海苔（即紫菜干）的零食来吃。只要多吃这两种食物，就能减少偏头痛的发作。这个偏方的关键在于紫菜，紫菜含有大量的镁元素，有

"镁元素宝库"之称。据测定，100克紫菜里含有460毫克镁，而1000克鸡蛋里才有230毫克镁。正是这个镁对偏头痛有预防作用。

王女士回家后依言行事，晚上煮一碗味道鲜美的紫菜蛋花汤，白天上班的时候，抽空就嚼嚼海苔。果然，坚持一个月后，她的偏头痛就不怎么发作了，不会像以前那样影响工作和生活了。她还把这个偏方介绍给其他患有偏头痛的同事和朋友，大家都称效果非常好。

中医认为，偏头痛与痛经及气郁气滞有关，气滞则血瘀，从而导致疼痛。现代研究发现，缺镁是偏头痛的重要原因，而通过补镁可以达到预防偏头痛发作的效果，特别是对月经期的偏头痛更为适合。

紫菜对于痛经也有防治作用。紫菜富含镁、钙，有降低神经肌肉兴奋，促进肌肉松弛、血管扩张的效果，所以痛经的患者不妨在月经来之前一周左右多喝几碗紫菜汤。

紫菜还富含膳食纤维，可促进肠蠕动，保持大便通畅，这个特性可以用来通便。吃饭时喝碗紫菜汤，能够促进肠道排出毒素。

紫菜蛋花汤主要是由紫菜和鸡蛋制成，是简单易操作的汤品，营养丰富，可谓汤中极品。

取干紫菜50克，香菜10克，鸡蛋1个，西红柿1个，香葱1根，虾皮适量。虾皮用开水泡软，西红柿洗净切成小块，鸡蛋磕入碗内加少许清水打散搅匀；香菜洗净切成小段；葱切成葱花；紫菜撕碎放入汤碗内。炒锅放油烧热，下葱花炝锅，加入适量清水和虾皮，用小火煮片刻，放西红柿、精盐，淋入鸡蛋液，导入水淀粉勾薄芡，搅拌均匀保持小火沸腾；放入香菜，冲入汤碗内即成一碗美味、营养、快捷的紫菜蛋花汤。

紫菜的功用虽然多，但也不是吃得越多越好，一般每天15克左右就足够了。注意，食用之前需用清水浸泡，中间换一两次水，以除去沙子。另外，紫菜富含碘元素，由于我们现在吃的盐都是加了碘的，所以如果紫菜吃多了的话，可能会造成体内碘过量。因此，要少放点儿盐。紫菜是海产食品，容易返潮变质，应将其装入黑色食品袋置于低温干燥处，或放入冰箱中，可保持其味道和营养。

🥣 紫菜粥

1.材料：粳米100克，干紫菜15克，瘦猪肉50克，盐、味精、大葱、胡椒粉、香油各适量。

2.做法：

（1）先将紫菜洗净，再将粳米淘洗干净，放入锅中，加清水上火，煮粥。

（2）将猪肉切细末，倒入粳米粥内，加入紫菜和精盐、味精、葱花、香油等，稍煮片刻，撒上胡椒粉即成。

3.功效：清热解毒，润肺化痰，软坚散结，降压。

🥣 海带紫菜排骨汤

1.材料：排骨300克，海带100克，紫菜40克，扁豆40克，姜、盐各适量。

2.做法：

（1）将海带泡发。

（2）排骨切大块。

（3）所有材料入锅一起煮烧开，文火炖一小时下盐调味就好了。

3.功效：润肺，促进骨骼健康。

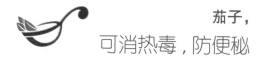

茄子，
可消热毒，防便秘

《随息居饮食谱》云：甘凉。活血，止痛，消痈，杀虫，已疟，故一名草鳖甲，消肿，宽肠。

茄子过去只能在夏天才能吃到，而今不管是何时何地，都可以随意品尝。落苏、昆仑瓜、草鳖甲都曾经是它的名字。落苏也叫酪酥，因为茄子的味道与酪酥相似，因此得名。有人向隋炀帝夸赞茄子："味美如酥酪，香润似脂膏，食色像玛瑙。"隋炀帝见它的颜色和形状奇特，像是仙品，改名为昆仑瓜。茄子的功效与鳖甲相似，能治寒热，古人将其用于疟疾的治疗，所以称茄为草鳖甲。

《随息居饮食谱》中说茄子可"活血，止痛，消痈，杀虫，已疟"。从功效上来看，茄子的作用大体上可分为两类：一是清热解毒，二是活血消肿。

茄子可以清大肠的热邪，痔疮出血伴有痔疮肿痛的人，可以每天服用蒸茄子，长期下来可以有效治疗内痔出血，对便秘也有一定的缓解作用。本身有痔疮或大便干结的人，在吃茄子时，记得不要放辣椒。我朋友的母亲一直有习惯性便秘，去年家中种的茄子小丰收，于是那一个夏天她经常吃茄子，居然就这样治好了习惯性便秘。因为是夏天，她喜欢凉拌茄子，在此也把这个方法推荐给大家。

把茄子放在锅里蒸熟后，用手撕成小条条，然后倒上蒜泥、盐和味精，还可以加些香油或芝麻酱。

夏天容易生痱子、生疮疖的人也可食用茄子，因为它属于寒性蔬菜，所以，最适宜在炎热的季节吃，秋冬季节还是少吃为宜，否则可能会出现拉肚子的现象。

茄子除了可食用外，还能外敷，可用于热毒疮痈、皮肤溃疡。方法也简单，直接将茄子捣烂敷在患处即可。《随息居饮食谱》中也介绍了一种方法："热毒疮肿，生茄一枚，割去二分，去瓤二分，似罐子形，合患处，即消。"

扁平疣多由热毒引起，也有医生在给病人治疗时采用茄子外敷的方法，治愈率达到78%。

茄子洗净切片后，放油锅中加热至34~36℃，以不烫伤皮肤为限，然后外敷于有扁平疣的地方。1日3次。

我看到这篇论文时，正好家中堂妹在为脸上的扁平疣苦恼，于是便介绍给她参考。毕竟用茄子取材比较方便，治疗也简单。可是堂妹太懒了，没有将茄子加热，而是直接切成薄片敷在脸上。敷之前，她先用茄子片把脸上擦一遍，尽量让茄子汁沾到扁平疣上，不要擦破皮肤，之后再敷上茄子片。据她说，敷上去后，脸部有刺痛感，后来过了两天，脸部的扁平疣大爆发，她觉得这是要把内毒逼出来了，于是继续使用茄子，慢慢地，脸上的患处开始结痂、脱落，现在好得差不多了。

平时大家购买茄子时，以鲜嫩的为好。在茄子萼片与果实相连的地方有一圈浅色环带，这条带越宽、越明显，表明茄子越鲜嫩。如果环带不明显，说明茄子已经老了。看茄子外皮也可判断茄子的老嫩。紫色茄子如果外皮乌黑，摸起来有些涩手的是鲜嫩茄子；而外皮明亮、光滑的则是老茄子。

吃茄子时，有几点要注意：一是最好不要削皮，茄子皮含有大量的营养成分和有益健康的化合物。另外，茄子在烧或炒的过程中很容易吸油，造成人体摄入过多的油脂。有两个小窍门可以避免茄子"吃"油过多。一个是在烧茄子前，先将茄子在蒸锅内蒸一下，然后再烧；二是炒茄子时先不放油，用小火干炒一下，等到其中的水分被炒掉、茄肉变软之后，再用油烧制。

茄子虽然营养丰富，能防病保健，但它性寒滑，脾胃虚寒、容易腹泻的人不宜多吃。还有研究表明，手术病人在术前一星期最好别吃茄子，因为其中的一种物质会拖延病人术后的苏醒时间，影响康复。

🥣 清蒸茄子

1.材料：茄子200克，油、食盐各适量。

2.做法：

把茄子洗净切开放在碗里，加油、盐少许，隔水蒸熟食用。

3.功效：清热、消肿、止痛，可用于内痔发炎肿痛、内痔便血、高血压、痔疮、便秘等症。

🥣 炸茄饼

1.材料：茄子300克，肉末100克，鸡蛋3个。

2.做法：

（1）将茄子洗净去皮，切片；肉末内加黄酒、精盐、葱、姜与味精，搅拌均匀；鸡蛋去壳打碎，放入淀粉调成糊，用茄片夹肉撒少许干淀粉做成茄饼。

（2）锅内放油烧至六成热时，茄饼挂糊，逐个下锅炸至八成熟时捞出。待油温升到八成热时，再将茄饼放入复炸，至酥脆出锅，撒上椒盐末即成。

3.功效：和中养胃，胃纳欠佳、食欲不振者尤宜服食。

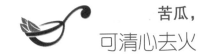

苦瓜，
可清心去火

《随息居饮食谱》云：青则苦寒。涤热，明目，清心。可酱可腌，鲜时烧肉，虽盛夏而肉汁能凝，中寒者勿食。熟则色赤，味甘性平，养血滋肝，润脾补肾。

苦瓜的外形很不好看，它的味道似乎也很差劲，记得很小的时候，只要家里做了苦瓜菜，就必须要单独为我再做个菜，尽管大人们总说苦瓜的各种好处，但自己就是没有勇气挑战苦味。直到偶尔一次上火了，去外婆家，外婆给做了凉拌苦瓜，说吃了苦瓜，火气就没了，痘痘也会好起来，再加上苦瓜的清香，居然慢慢地接受了。

外婆说，每种菜都有自己的作用，比如你一直都喜欢吃冬瓜，这冬瓜去水的，所以你一直不胖，你现在吃了苦瓜，是不是嘴里的热气少了？早上醒来是不是也不觉得燥热了？这就是苦瓜的作用。

王士雄在书中说道：苦瓜味苦性寒，有涤热、明目、清心的功效。苦味的食品大都属于凉性，有清热泻火之效，如《本草备要》里就记载："苦者能泻燥火"。所以夏天应该多吃苦瓜，苦瓜炒蛋、苦瓜排骨汤、酿苦瓜等都是滋味隽永的菜式。广东人用苦瓜还有一个创举，盛夏里取新鲜苦瓜，切片晒干储存起来，然后用来煎水喝。这种制作苦瓜茶的方法独树一帜，很有特色。

我有个朋友知道我是个吃货，喜好研究食物，有次聚会时问我，他平时总觉得胃凉，问我吃什么好。当时正是冬天，于是我问他，是不是着凉了，或者最近常吃冰凉的食物？可他平时挺注意保暖的，也不太爱吃冰棍、水果一类的。后来继续聊天才得知，他每天早上都会喝一杯苦瓜汁。原来前段时间他有口气，她媳妇儿听说喝苦瓜能清火，于是就给他喝了两天，没想到还挺管用。于是为了清这胃火就天天早晨让他喝苦瓜汁，连喝了一个月，胃火是没了，可过犹不及，成胃寒了。所以说，这苦瓜也要辨证施治才能"药"到病除。

夏天吃苦瓜可以清心火，胃热的人吃苦瓜可以清胃火。不喜欢苦瓜的苦味时，可以做酱烧苦瓜，味道就没那么苦。也可以先用盐腌半小时，之后再凉拌，就没那么苦了。《随息居饮食谱》中也提到："苦瓜，青则苦寒，可酱可腌。"

把苦瓜去瓤，切成段，先用油把甜面酱或豆瓣酱炒一下，放苦瓜翻炒，最后加酱油、盐炒熟就可以了。

王士雄撰写的《随息居饮食谱》中记载苦瓜："熟则色赤，味甘性平，养血滋肝，润脾补肾"。其实胜熟的苦瓜并非绿色，而是红黄色，不过民间几乎没有等到其胜熟期就摘下来食用，多为看长到一定程度就摘下来了。苦瓜的肚子里有红色的瓤。这层瓤鲜红鲜红的，很能刺激人的食欲，它可以直接吃，并且味道也是甜的，食用它对心脏有好处。苦瓜是寒凉的，苦瓜子却是温性的。苦瓜去心火，苦瓜子补心阳。苦瓜是利尿的，而苦瓜子却能调理尿频和小孩遗尿。

青苦瓜味苦，老苦瓜味甘，还真应了人们总说的"苦尽甘来"，要不说，很多文人不惜笔墨地赞美苦瓜，甚至给它披上了禅意的袈裟。

 苦瓜粥

1.材料：苦瓜100克，玉米50克，冰糖适量。

2.做法：

（1）先把玉米淘净，再将苦瓜洗净，剖开去子和瓤，切成片。

（2）将玉米和苦瓜一起放入锅中加适量水煮粥，粥快好时，放入冰糖搅拌均匀即可。

3.功效：清热祛暑，降糖降脂。

🥣 苦瓜瘦肉豆腐汤

1.材料：苦瓜150克，猪瘦肉100克，豆腐400克，淀粉、黄酒、酱油、熟植物油、食盐、味精各适量。

2.做法：

（1）猪瘦肉剁成末，加黄酒、酱油、植物油、淀粉腌10分钟。

（2）熟植物油烧热，略微降温，下肉末，划散，加苦瓜片，翻炒数下。

（3）倒入沸水，推入豆腐块，用勺划碎。

（4）加食盐、味精调味，煮沸，勾薄芡，淋上熟植物油即成。

3.功效：清胃热，解热毒，适用于经常饮酒、嗜食辛辣或肺热内盛而致面部及胸背部遍生粉刺或痤疮结疖、口干口渴、手足心热、大便干结或目赤、耳鸣等。

每天一根黄瓜
好吃不胖还美颜

《随息居饮食谱》云：生食甘寒，清热利水。而发风动热，天行病后、疮、疟、泻痢、脚气、疮疥、产后、痴痘皆忌之。

作为普通百姓喜闻乐见的食材，黄瓜以其营养丰富、价格低廉大受青睐。说黄瓜是我们餐桌上的"平民"蔬菜，可谓贴切。

黄瓜性凉味甘，入肺、胃、大肠经，清热解毒、利水消肿、止渴生津。可用于身热烦渴、热毒疮疡、黄疸热淋、小便赤黄等症。《本草求真》称黄瓜"气味甘寒，能清热利水"。《滇南本草》称"解痉癖热毒，清烦渴"。

相比男人而言，黄瓜更受女性朋友的欢迎，为什么呢？当然是因为它的美容功效，把黄瓜切片贴在脸上来美容是很多女性的至爱。黄瓜中的维生素C含量比西瓜高5倍，并且含有柔软的细纤维素，具有促进肠道腐败物质排泄和降低胆固醇的作用。鲜黄瓜还含有抑制糖类物质转化成脂肪的丙醇二酸，久食对抑制身体肥胖有好处，所以说黄瓜是人体健康美容不可缺少的食品之一，鲜黄瓜的黄瓜酶是很强的活性生物酶，能有效促进机体新陈代谢，促进血液循环，达到润肤美容的效果。

研究还发现，皮肤黑色素的主要成分是酪氨酸氧化物，只要抑制了酪氨酸酶的活性，就能达到美白效果。而黄瓜在常温状态下对酪氨酸酶活性的抑制率只有15%左右，在低温状态下却能达到25%，美白效果明显提高。

作为天然的减肥食品，黄瓜是很多瘦身女性的首选之物。夏天里想吃得放心，瘦得称心，那就要留意一下黄瓜刮油瘦身餐了，让自己吃掉那多余的脂肪，甩掉难看赘肉。

黄瓜的一个显著特点是它的含水量高达96%~98%，是瓜果蔬菜中含量最高的。炎夏季节，口燥舌干，一根黄瓜就可使人口渴顿解，甘凉满口。黄瓜还能促进排泄肠内毒素。

《随息居饮食谱》中说："黄瓜生食甘寒，清热利水。"黄瓜入大肠经，早上7点是大肠经工作的时间，这时候吃黄瓜能够帮助身体排出多余水分，再配合黄瓜所含的细纤维素，轻轻松松便能排出体内宿便，减轻身体负担，长久以往，便能达到消斑美肤的效果。

黄瓜还是护肝佳品。黄瓜含有的葫芦素对于肝炎、脂肪肝等肝病造成的肝细胞损伤均有治疗作用。经常应酬喝酒、患有脂肪肝的人们，在餐前先吃点儿黄瓜，对于保护肝脏绝对是有所裨益的。凉拌黄瓜如果吃腻了，换成糖醋黄瓜丝、清炒黄瓜片、黄瓜炒蛋，甚至直接拿黄瓜当水果生吃，都能达到食疗效果。如果有心情摆弄一下，将黄瓜配上酸甜可口的山楂，味道更好，护肝的效力也会更大。

用黄瓜治疗常见病很多，如用黄瓜涂擦皮肤可止痒、治疗日光性皮炎。每日吃黄瓜配山楂，对高血压患者有一定的降血压作用。以黄瓜皮煮水，每日饮用，对慢性肝病引起的黄疸、水肿有辅助治疗作用。蜜蜂蛰伤可用新鲜黄瓜局部涂擦，有消肿止痛的作用。黄瓜切条蘸蜂蜜吃，可缓解老人内热引起的便秘，又能治疗小儿夏季暑热。

黄瓜的营养优势主要是由黄瓜皮"味甘、性平"的本质决定的，所以能够清热解毒、生津止渴，尤其能排毒、清肠、养颜。因此若生吃黄瓜最好连皮一起吃，可以加快排毒"脚步"。不过，黄瓜带皮吃时一定要用盐水洗净。

对于上班族来说，下午4点左右身体最为困乏，枯坐了一天，活动量也很小，很多人，尤其是女性，这时候小腿和脚都比较肿胀，这时，吃一根利水的黄瓜，不仅能帮助身体消除水肿，更能防止身材变形。

黄瓜不仅可以生吃，还能入菜。拌、炒、烧、炝、溜、酿、渍、腌、做汤等均可。黄瓜有这么多好处，如果每天吃上一根，保健药就会远离你。

黄瓜切小丁，和煮花生米一起调拌，作为一道爽口凉菜，经常出现在家庭的餐桌上，许多男士喝酒时也喜欢来一碟花生米拌黄瓜丁。其实，这样搭配不是十分妥当。黄瓜性味甘寒，常用来生食，而花生米多油脂。一般来讲，如果性寒食物与油脂相遇，会增加其滑利之性，可能导致腹泻，脾胃虚弱的人尤其要注意。

选购黄瓜时最好选用中等大小、顶花带刺者，过大、过老者不宜生食。黄瓜外皮含有较多的胡萝卜素，黄瓜子含有丰富的维生素E，加工时削皮去子未免有些可惜。黄瓜不宜与辣椒、菠菜、柑橘、西红柿、花菜等同时烹饪，因为黄瓜含有维生素C分解酶，可能对富含维生素C的其他蔬菜的养分有破坏。

黄瓜性味偏寒凉，多食易耗损正气，伤脾胃。气血不足、久病体虚、老人或儿童、孕妇、胃寒泄泻者要注意食用量。

🥣 香干炒黄瓜

1.材料：黄瓜500克，豆腐干100克。

2.做法：

（1）将黄瓜和豆腐干洗净切片，放置一边备用。

（2）锅置火上，烧热油后，下入葱末炝锅，放入黄瓜煸炒片刻后再下豆腐干，烹入料酒，加入味精、盐，淋上香油，颠炒几下即可出锅。

3.功效：清热、降糖。

🥣 黄瓜炒鸡蛋

1.材料：黄瓜250克，鸡蛋2个，油35克，精盐、味精、葱姜末各适量。

2.做法：

（1）把鸡蛋打入碗内，加入精盐、味精调拌均匀。

（2）黄瓜洗净切成菱形片。

（3）炒勺放油加热至六成热，倒入调好的蛋液炒成蛋花倒出。原勺留少许油，烧热再放葱、姜末稍炒，放入黄瓜片翻炒几下加入精盐、味精煸炒至断生，再倒入蛋花颠翻拌匀出勺即成。

3.功效：降低血糖，预防癌症。

南瓜，
补中益气，喝南瓜粥可养脾胃

《随息居饮食谱》云：早收者嫩，可充撰，甘温，耐饥。同羊肉食，则奎气。晚收者甘凉，补中益气。蒸食味同番薯，作饼饵。蜜渍充果食。

对整日忙碌的现代人来说，便秘、胃胀、胃痛等小毛病可以说是家常便饭，去医院检查有时也检查不出明确的病因。这时，不妨通过饮食调理来改善肠胃健康，比如吃点儿南瓜。

黄澄澄、软糯糯的南瓜不仅看着赏心悦目，而且还是养胃佳品。对女同胞来说，南瓜还有排毒美容的功效，清代名臣张之洞就曾建议慈禧太后多食南瓜。《本草纲目》记载南瓜："性温，味甘，入脾胃经"，中医认为其有补中益气、消炎止痛、解毒杀虫的功效，对脾胃虚弱者有很好的食疗效果。

有个朋友的女儿，二十五六岁，身材也挺匀称，就是经常胃口不佳，肠胃不佳还总感冒。她也知道自己胃不好，一日三餐吃得小心翼翼，但胃还是经常闹别扭，慢慢地养成了一不舒服就吃胃药的习惯。时间一长，胃就更不好了。女孩子回来看妈妈时顺便来见我，说因为胃不好，差点儿工作都丢了，问我怎么养胃，我给她推荐了南瓜粥。

长期用药之后，胃会变得更加孱弱，分解和消化食物的功能会受到严重影响，由此引起脾胃失和，胃口就更加不好了。南瓜中的碳水化合物、果胶含量很高，这两种东西可以帮助保护胃肠道黏膜，尤其是吃了粗糙、辛辣、不易消化的食物后。而且，南瓜含有丰富的维生素和钙、磷等成分，是健胃消食高手。南瓜中丰富的果胶还能促进溃疡的部位愈合，"吸附"细菌和有毒物质，包括铅等重金属物质，因而起到排毒的作用。南瓜含有的膳食纤维非常细软，煮粥食用后会加速肠道蠕动，缓解便秘，同时还不伤胃黏膜。

秋冬季节是吃南瓜的黄金时节，它烹饪简单，蒸食、煮粥或煲汤皆宜。比如，小米南瓜粥，取小米100克用水浸泡20分钟，南瓜300克去皮切块，小米煮30分钟后加入南瓜，搅拌均匀后继续煮15分钟即可。

需要注意的是，南瓜性温，多吃会助长湿热。因此，有胃热口臭症状，或患有皮肤疮毒风痒、黄疸、脚气、下痢胀满、气滞湿阻等病症的人不宜多吃。

南瓜成熟度不同，功效也略有差异。嫩南瓜甘温，老南瓜甘凉，可补中益气。根据口感，老、嫩南瓜的最佳食用方法也有所不同，老南瓜多作煮食、蒸食，或煮蒸熟捣烂拌面粉制成糕饼、面条等，还可加工制成南瓜粉。嫩南瓜则可切片，荤、素炒食，还可做汤、做馅。

🥣 南瓜红枣汤

1.材料：南瓜500克，红枣适量，红糖少许。

2.做法：

（1）洗净南瓜切成片，与红枣共同放入锅中。

（2）加入适量的水，放少许红糖煮汤，待南瓜煮软熟即可。

3.功效：消炎解毒、补血益气，对咽喉疼痛、支气管炎、哮喘等有较好的防治作用。

金黄南瓜羹

1.材料：小南瓜1个，牛奶300毫升，洋葱1/2个，银耳、枸杞各适量。

2.做法：

（1）南瓜削去表皮，挖出内瓤，切成片。洋葱剥去外皮，切成碎粒。

（2）加热炒锅中的油，先将洋葱粒炒出香味，再放入南瓜翻炒3分钟。等南瓜表面略变熟色，倒入凉水用大火烧沸，再改小火煮10分钟。

（3）待南瓜已经完全熟透、软糯后将牛奶、枸杞、盐和白胡椒粉调入，接着用小火慢煮5分钟。

（4）煮好后，静置5分钟，待南瓜羹稍晾凉，再倒入搅拌机中，搅打成浓汤羹。

3.功效：健脾养胃，促进血液循环。

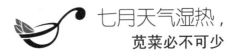

七月天气湿热，
苋菜必不可少

《随息居饮食谱》云：甘凉。补气清热，明目滑胎，利大小肠。

苋菜的适口性较好，算是一种食用比较普遍的野菜。我从小就喜欢吃苋菜，小时候的喜欢更多的是一种孩子的新奇感，觉得这菜很神奇，放在锅里炒一炒，菜就变成了红色，尤其是红得甚是艳丽的汤汁更让我惊奇不已。不过，现在市场上贩卖的苋菜，已经炒不出当年的那种红了。

"五月苋，正当时；六月苋，当鸡蛋；七月苋，金不换。"苋菜最适合在七月吃。中医认为，农历的七月属于"长夏时节"，此时盛夏余热未消，加之时有阴雨绵绵，湿气较重，天气以湿热为主，人体容易因为湿热出现头晕身倦、胸闷腹胀、食欲不振、大便泄泻等不适。此时的养生重点是要注意防湿热。清代王世雄《随息居饮食谱》中记载：苋菜，甘凉。补气清热，明目滑胎，利大小肠。苋菜具有解毒清热、明目利咽、抗菌止泻的作用，对七月常见的湿热症状有很好的疗效。

在《随息居饮食谱》中，王士雄还提到一个苋菜治疗两目双盲的例子：徐灵胎云："尝用一人头风痛甚，两目皆盲，遍求良医不效，有乡人教用十字路口及人家屋脚边野苋菜煎汤，注壶内塞住壶嘴，以双目就壶熏之，日渐见光，竟得复明。"这里其实就是利用了苋菜的明目利窍作用，以此取得的治疗奇迹。

　　苋菜的食用方法有很多种，其嫩茎叶可炒食或做汤，滚水焯后凉拌或做馅，其幼茎可腌渍蒸食。其中凉拌苋菜味道清纯，入口清爽，是夏日消暑的佳品。

　　将苋菜洗净后，放入热水中焯制片刻，捞出后过凉水沥干；大蒜捣成泥状，将焯好的苋菜放入盘中，调入蒜泥、盐、麻油等自己喜欢的调料拌匀即可。

　　著名作家张爱玲说过这么一句话："炒苋菜没蒜，不值得一炒"。不管是拌凉菜还是炒苋菜都可以放点儿蒜，更能增加苋菜的香味，蒜香也能增加人的食欲。这道菜有开胃助食的功效，适用于胃纳不佳、饮食不香、脘腹痞满等病症。

　　有的人在吃苋菜时只喜欢吃嫩芽，扔掉苋菜梗。其实，苋菜梗也是"宝"，它的营养甚至超过了苋菜叶。吃的时候可以把苋菜梗的老皮撕掉，可以随个人喜好炒或腌。

　　苋菜性凉，所以阴盛阳虚体质、脾虚便溏或慢性腹泻者，不宜多食或不宜食用。《随息居饮食谱》中说，苋菜忌与鳖同食，否则会引起中毒。

🥣 苋菜汤

　　1.材料：苋菜400克，高汤适量。

　　2.做法：取嫩尖洗净；锅内下麻油，烧热，入苋菜，旺火炒片刻，再加高汤文火煨熟，起锅装入碗中。

　　3.功效：通利二便，适合燥热便秘患者食用。

🥣 苋菜豆腐汤

　　1.材料：苋菜400克，水发海米20克，豆腐250克，蒜10克，盐适量。

2.做法：苋菜洗净、沥干，水发海米切末，豆腐切成小块，蒜捣成泥；炒锅放油，油热后下蒜泥煸出香味，下海米和豆腐块翻炒1分钟，再加水和苋菜，最后放盐调味即可。

3.功效：清热解毒、生津润燥，适用于肝胆火旺、目赤咽肿者。

🥣 素炒苋菜

1.材料：苋菜500克，葱末、蒜末各5克，盐适量。

2.做法：苋菜洗净；油热后加葱花和蒜末煸香，放入苋菜煸炒；出锅前调以食盐、醋、蒜末即可。

3.功效：健胃进食，并有解毒治痢作用，用于痢疾、湿热腹泻者。

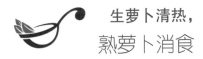

生萝卜清热，熟萝卜消食

《随息居饮食谱》云：生者辛甘凉，润肺化痰，祛风涤热……熟者甘温，下气暖中，补脾运湿，生津液，御风寒，肥健人，已带浊，泽胎养血，百病皆宜。

中国有着五千年悠久的历史，但中国人挨饿的历史也同样悠久，上起三皇五帝代，下至民国，几千年间始终有人挨饿。饿了几千年，自然对食物也就产生了无穷无尽的想象力和创造力。比如，《山海经》里出现的"息肉"，可以随吃随长；《神异记》里的"籧脯"，可以取之不竭。这些算是饿汉对美食的幻想，只是光有幻想不够，还得动手研制。

王世雄在《随息居饮食谱》中就介绍了一种可耐饥的食物，由萝卜制成，名为"守山粮"。将萝卜洗净煮熟后捣烂，配上米饭，一起捣成糊状后挖到制砖的模子里，磕成砖坯，晒到干透后即可拿来砌墙。单从原料和做法上看，这种东西似乎更应该叫作"萝卜砖"才对，但是王士雄说了："如遇兵荒，凿下掌大一块，可煮成稀粥一大锅，食之耐饥"，此物贵在能防守，在战火燃起来不能出门采购时食用，所以叫作"守山粮"。

没想到，看似不起眼的萝卜在几百年前还是一种既可以糊墙又可以食用的"守山粮"。萝卜在现代人的饮食中也起着重要的养生保健作用。老百姓有句口头禅："鱼生火，肉生痰，青菜萝卜保平安。"很多人以为萝卜是凉性的，有破气消食作用，其实并不尽然，古籍中就多言其性温，有"益气""温中补不足"之功。而且，食物的性味也会因为加工方法的不同而改变。王士雄也说，萝卜生嚼性凉清热，熟吃则性温补益。

萝卜生吃时，甜脆多汁，尤其适合冬季食用。一般认为，生萝卜可作为消渴病及吐血衄血声嘶咽干、二便不畅的辅助治疗。记得幼时家中还没装暖气，热乎乎的炕头虽然很暖和，可是取暖时柴火烟熏火烤令嗓子非常不舒服，这时候若能吃上几片脆脆的萝卜片，既能清热生津防燥，又可在一定程度上消除烟火毒气。冬天因为天气干燥，很多人容易咳嗽、喉咙不适，这时候自制蜂蜜萝卜，吃上一点儿会有所缓解。

将白萝卜洗净后切成小丁，然后放入碗中或杯里，加入适量的蜂蜜腌制。等三四个小时后，萝卜汁水就出来了，勺子搅匀萝卜汁和蜂蜜后即可饮用。

一般喝上几次，咳嗽和喉咙干痛就会好转。需要注意，这种方法对有痰的咳嗽效果较好，若是干咳就要另寻方法了。如果你觉得萝卜蜂蜜水太凉了，也可以倒入温开水中饮用。

熟萝卜，味甘，性温平，有下气消谷、化痰消导、补脾化食的功效，可以缓解脾胃虚弱引起的虚性腹胀和暴饮暴食引起的食积腹胀。如果家中孩子吃多了积食，可将萝卜切丝后放入开水中煮10分钟，温热喝下萝卜汤即可。

《随息居饮食谱》中也提供了几种熟萝卜的食疗方："肺痿咳血，芦菔和羊肉或鲫鱼，频煮食。消渴，芦菔煮猪肉频食，或捣汁和米煮粥。"萝卜堪称肉类的"大众情人"，几乎可以跟和有的肉类一起炖煮。我曾与朋友多次吃过萝卜炖羊肉，只是每次都是萝卜吃光了，羊肉却还剩不少。大家如果在家做萝卜炖肉时，最好选择霜降之后的萝卜，味道较好。

🥣 白萝卜梨汤

1.材料：白萝卜、雪梨、冰糖。

2.做法：将白萝卜和雪梨都切成薄片，放入锅中，加水大火烧开，然后转最小火煮15分钟即可。视情况决定加不加冰糖。

3.功效：润肺止咳，减少感冒、咳嗽的发生。

🥣 白萝卜炖鸡翅

1.材料：白萝卜1个，鸡翅3只，盐适量。

2.做法：白萝卜洗净切块，鸡翅洗净。将白萝卜和鸡翅加4碗水炖煮，大火烧开后转小火煮40分钟，等萝卜熟烂后，加盐调味即可。

3.功效：适用于感冒、痰黄、肺炎者。

第

4 章

巧吃水果气色佳

**梨汁是天生甘露饮，
帮我们对付秋燥**

《随息居饮食谱》云：梨，甘凉，润肺，清胃，凉心，涤热息风，化痰已嗽，养阴濡燥，散结通肠……并绞汁服用，名天生甘露饮。

到了秋天，天气会变得特别干燥，这时候感冒、咳嗽的人会增多。我总喜欢在秋天买上一箱雪花梨，要么直接生啃，要么跟冰糖一起熬水喝，目的都是让肺在这个干燥的秋天能舒服一点儿。

梨，生者清六腑之热，熟者滋五脏之阴。王士雄将生梨汁称为"天生甘露饮"，吃梨可以清热降火，解渴润喉。但是梨是偏凉的水果，肠胃功能不好的朋友不适合生吃，所以一般古方剂中多将梨蒸熟或煮熟后服用。《随息居饮食谱》中也说："中虚寒泄、乳妇、金疮忌之。新产及病后，须蒸熟食之。"糖尿病患者在吃梨时，也可以采用蒸煮的方法，这样可减少果糖的不利影响，发挥梨滋阴润燥的作用。

梨有止咳作用，这一点想必大多数人都知道，但是大家可能会发现，当咳嗽时，有时候煮冰糖雪梨或者川贝雪梨管用，有时候就不管用。这是为什么呢？其实，梨不是对所有燥邪引起的咳嗽都有效。

秋天的咳嗽以中秋节为界限，大致可分为温燥和凉燥。中秋之前，天气不是太冷，尚有夏日暑热的余气，咳嗽多见于温燥；中秋之后，天气转凉，咳嗽多见于凉燥。梨甘凉润肺，对温燥咳嗽的效果较好。凉燥咳嗽本身是身体受凉、受寒后引起的，如果再吃性味偏凉的梨就不合适了。凉燥咳嗽可以选用杏仁5枚、橘皮半个、生姜2片，加水200毫升打成汁饮用。

分清温燥咳嗽和凉燥咳嗽

咳嗽原因	常见症状
温燥咳嗽	干咳无痰，或者有少量黏痰，不易咯出，甚至可见痰中带血丝；兼有咽喉肿痛，皮肤和口鼻干燥，口渴心烦，舌边尖红，苔薄黄而干等一系列症状。初发病时，还可有发热和轻微怕冷的感觉
凉燥咳嗽	病发时怕冷，发热很轻，头痛鼻塞，类似风寒感冒，又有津气干燥的现象，如咽喉发痒或干痛，咳嗽，咯痰不爽，口干唇燥，舌苔薄白而干

需要注意的是，我们在家煮梨汤或是榨汁时，不要扔掉梨核和梨籽。因为梨籽含有硼，能够预防妇女骨质疏松症。当硼充足时，我们的记忆力、注意力、心智敏锐度会提高。梨皮也要留着，它润肺化痰的效果比梨肉更强。

若炒菜油溅到身上或者不小心被烫，将梨切成薄片贴在烫伤处，可以缓解疼痛，防止伤口溃烂。

梨可以生吃，也可以蒸，还可以做成汤和羹。梨的种类有很多，梨的润肺效果会根据种类而有所不同，比如润肺效果最好的是莱阳梨。而且这种梨硬度比较大，糖度较低，煮水喝效果最好。此外，雪花梨的清肺热效果也不错。这样的梨硬度也比较大，肉质细脆、汁多，医用价值非常高。除了硬度，皮薄核小，果肉细腻无渣，吃起来没有酸味也是检验梨子品质是否较好的指标。

梨的寒性比较大，一天吃梨的数量最好不能超过两个，否则寒性大的梨可能伤脾胃。梨最好也不要空腹吃，因为梨性属凉，胃在饥饿时较虚，这时再受凉，容易导致肠胃着凉，长此以往会使人拉肚子。正确的时间是饭后半小时。身体虚弱、腹泻、哺乳中的新妈妈不宜吃梨。

🥣 红酒梨汤

1.材料：红酒200毫升，水晶梨一个，冰糖适量，肉桂粉少许，柠檬半个。

2.做法：水晶梨对半切开，去核，放入泡有柠檬的清水中防止变色；将红酒倒入锅中，放入冰糖、肉桂粉，煮至冰糖溶化；放入水晶梨，中火煮至红酒翻滚，小火继续煮一个小时后关火，放凉后再放入冰箱中冷藏，几个小时后便可食用。

3.功效：润肺止咳，去胃火。

🥣 黄瓜梨汁

1.材料：梨子1个，黄瓜1根，白糖适量。

2.做法：黄瓜洗净，切小块放入碗中待用；梨子去核并切成小块，与黄瓜一起榨成汁倒入杯中；将白糖放入榨好的果汁中，搅拌均匀后即可饮用。

3.功效：适合宝宝干咳、无痰，且唇干舌燥，呼吸时热气逼人者。

石榴，
解酒、解压、排毒的喜庆水果

《随息居饮食谱》云：石榴，甘酸温涩。解渴，析醒（醒酒）。中虫毒，石榴皮煎浓饮。

古人云："天下之奇树，九州之名果。"说的便是石榴树。它属于石榴科的落叶灌木，一般在四五月份开花，八九月份结果。每当成熟之后，石榴裂开一道口，可以望见里面一粒粒玛瑙，晶莹而透亮。

石榴不仅美味亮眼，营养也极其丰富，还有很高的药用价值。王士雄在书中提到石榴"析醒"，即醒酒、解醉。西安盛产石榴，在当地，很多聚会餐厅都提供石榴，也是因为其解酒功效。不仅直接吃石榴有解酒功效，挑选酸味儿重的石榴榨汁，加些红糖调和之后饮下可以加速肠胃蠕动，提高酒精代谢速度，是最合适的酒后服用的解酒药、醒酒物。这一方面说明石榴可以解酒，另一方面也说明它可健胃提神、增强食欲。

石榴的果实有酸有甜，味酸的石榴可以解酒，味甜的石榴则具有生津止渴之效，口干烦渴、咽干、患有口疮的人多吃石榴有好处。而酸石榴富含生物碱、丹宁等，有明显的收敛作用，能够涩肠止血，患有痢疾、泄泻、便血的人吃石榴有辅助的食疗作用。而秋燥时分吃甜石榴则是大有裨益。

不只是石榴果肉对人体有益，石榴皮还可以排毒、驱毒。《随息居饮食谱》中建议的方法是："把石榴皮加点儿水煎成汤水饮用可以排出虫毒。如果身上生疮、痒痛溃烂则可以把石榴皮浓汤涂在患处。"

据调查，吃石榴的大部分是女性朋友，为什么？因为石榴吃起来太麻烦了，要一粒粒去剥，实际上，这是个惯性思维。就像杞果一样，石榴也有自己的吃法。

用水果刀在靠近石榴的顶部（开花的地方）划上一圈，把这个顶部切开之后，我们就能看到石榴籽了。然后，再用刀沿着切口边缘向石榴的根部轻轻切开一条缝，切四五条即可。需要注意的是，下刀不要太重，刚好切开石榴皮就可以了，接下来用手轻轻一掰，或者用勺子一掏，就可以享受美味多汁的石榴了。

石榴不宜多吃，吃多了会引起咽喉发热，生痰。而且吃过石榴之后要漱口，否则牙齿会发黑。平日大便不通畅的人也不适合多吃石榴，石榴的收敛作用可能会使便秘更加严重。

大部分的人在买石榴时都会选择颜色红艳的，因为越红的石榴，味道越甜。实际上这是个误区，石榴品种很多，有红色、黄色等，一般黄色的品种最甜。甜石榴果嘴合拢，皮色粗糙，叶片短宽；而酸石榴果嘴多张开，果形规整，皮色光亮，叶片狭长。挑选石榴时，差不多大小的果实，重量越大代表越成熟。外皮松弛、带黑斑的果肉中有坏的，就不要购买了。

🥣 石榴汁

1.材料：石榴1个，蜂蜜一勺，清水适量。

2.做法：

（1）红石榴剥开外皮，取出果粒，放入搅拌桶内，再加入适量清水，清水没过石榴果粒。

（2）盖上盖子搅打至碎，打的时间越久就越碎。

（3）石榴搅打完之后，用细筛网过滤掉杂质，再调入少量蜂蜜就可以了。

　　3.功效：清胃解酒，润肺止咳，解毒。

🥣 石榴鲜果沙拉

　　1.材料：石榴半个，香蕉1根，火龙果半个，葡萄10颗，沙拉酱适量。

　　2.做法：

　　（1）石榴切开取出果肉；香蕉、火龙果去皮切小丁，葡萄去皮。

　　（2）把准备好的材料放在碗里，挤上沙拉酱搅拌均匀，一道清新爽口的水果沙拉就做好了。

　　3.功效：开胃消食，润肠通便。

柿饼，

滋养肠胃，适合老人和孩子

《随息居饮食谱》云：鲜柿甘寒。养肺胃之阴，宜于火燥津枯之体……干柿甘平。健脾补胃，润肺涩肠，止血，充饥，杀疳，疗痔，治反胃，已肠风。老稚咸宜，果中圣品。

柿子这种水果挺特别，其他水果成熟后就能食用，可它偏偏这么刁钻。小时候，家中也种了一棵柿子树，看着橘红色的硬柿子，我没忍住诱惑，摘下一个就往嘴里送，舌头瞬间涩得伸缩不能。那次之后，我才知道原来这样的硬柿子需要除涩后才能吃。其实，柿子真正熟透后是不涩的，不过，这要等到霜降之后。从中医来看，霜降时正处于深秋，天气偏燥，人容易咳嗽。这时完全成熟的柿子味甘性寒，可以养肺护胃，清除燥火，正如《随息居饮食谱》中所言："宜于火燥津枯之体"。

柿子不太适合老人吃，但如果制成柿饼，却是老少皆宜的果中圣品。柿饼能够健脾补胃，润肺涩肠，对于防治便秘和痔疮出血等症有一定的好处。我原以为柿饼是中国的特色食品，没想到在韩国也很受欢迎。去韩国旅游时，导游告诉我们，很多韩国老人喜欢在蒸米饭时将柿饼放在上面，吃饭时就将柿饼和米饭一起嚼食。这样的饭也很适合幼儿食用，《随息居饮食谱》说："反胃、便泻，并以柿饼饭上蒸熟，日日同饭嚼食，能不饮水更妙。凡小儿初食饭时，亦如此嚼喂甚良。"在宝宝刚断奶接触饭食时，可以将米饭和柿饼蒸熟后，制成泥状给宝宝吃，最能滋养肠胃。

柿子上面的小把手叫作"柿蒂"，这可是一味常用的中药，主要用于治疗肺气上逆引起的咳嗽和打嗝不止。柿饼上的柿蒂也可以。一般将柿蒂研磨后吞服，效果较好。虚寒型感冒引起的咳嗽，也可以将柿蒂同姜丝一起煎煮后服用。柿蒂的收涩作用较强，对百日咳和夜尿症等有较好的治疗效果。因为柿蒂的味道比较苦涩，有些胃弱的人服用时可能会想吐，这类人群可以将汤煎得浓一些，过滤后含漱汤汁。

柿饼上面白色的类似白面的东西叫作柿霜，它是柿饼在晒制过程中果肉水分蒸发后渗出的凝结物，所以，《随息居饮食谱》说柿霜是"柿之精液"。柿霜甘凉清肺，能治肺热燥咳。不过，现在市场上所售卖的柿饼，有些是用石灰粉或面粉来假冒柿霜，买的时候可以抖一下，一抖就掉粉的不能买。

柿子皮最好别吃，其实大家觉得柿子涩，主要就是因为柿子中的鞣酸大多集中在皮中。即便是经过脱涩的柿子，也不可能将鞣酸全部脱尽，如果连皮一起食用容易形成胃柿石。在吃柿子时，不要多吃，还要避免同鱼、虾、蟹、豆腐等高蛋白食物及蜂蜜等同食。

最后，教大家几个给柿子脱涩的小方法：将涩柿子喷上白酒（两次即可），装到密封的袋子里，三四天后，涩味可清除；将涩柿子和熟梨、熟苹果等水果混装在一起，密闭，一周后涩味消除；把新涩柿子浸泡在40℃左右的水中，一天一夜，就可清除涩味。

🥣 柿饼粥

1.材料：柿饼1个，粳米50克。

2.做法：柿饼切丝后同粳米一起放入砂锅，加清水400毫升，用文火烧至微滚到沸腾，米花粥稠，即可停火食用。早晚顿服。

3.功效：清热润燥，适用于肺热咽痛、痔疮出血、大便干结等症。

生姜柿饼

1.材料：柿饼1个，生姜3~6克。

2.做法：将生姜去皮切碎后夹在柿饼内；柿饼放入蒸笼上，清水蒸熟后即可食用。

3.功效：止咳化痰，适用于久咳和喘症。

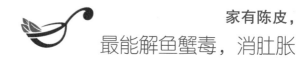

家有陈皮，
最能解鱼蟹毒，消肚胀

《随息居饮食谱》云：陈皮，润肺，析酲，解渴。

每当看见橘子，总不免念起"一年好景君须记，最是橙黄橘绿时"的诗句。普通人眼里，橘子好看又好吃，日常消遣很不错，而在中医眼里，橘子可是药食同源的上乘果品，不仅果肉的药用价值较高，皮、核、络、叶更是地道药材。平日我们吃橘子都会把橘子皮剥掉，橘络扔掉，橘核吐掉，实际上，就日常保健来说，它们才是名副其实的珍宝。

吃橘子把橘络剥得干干净净非常可惜。因为橘络有通经络、消痰积的作用，对老年慢性支气管炎、肺气肿、感冒咳痰等均有治疗作用。

做菜的人都知道，有种东西叫陈皮，它其实就是橘皮晒干之后得来的。陈皮可以去腥增香，解鱼蟹毒，化痰下气。在家时，我只要闻到陈皮味，就知道母亲肯定又炖汤了。

陈皮的做法其实很简单，先煮一锅开水，把冲过水的橘子放到锅里泡20分钟后捞出来，再把橘子放进面粉和清水混合的盆里揉搓冲洗。待橘子的水分擦干后，剥掉橘皮，把橘皮放在阳光下，橘白朝上。晒干之后放入玻璃瓶中存3个月，再取出，这时橘皮会变软，待都变软后再风干，密封保存，随用随取就可以了。

橘皮上通常有很多细菌、农药，还有上市前的人工果蜡，浸泡和面粉清洗可以彻底去除它们。并且橘皮有挥发性，因此，密封时一定不要用塑料瓶或保鲜盒。

有人可能问了，既然橘皮就是陈皮的原料，那我平时可不可以直接用新鲜的橘皮代替陈皮呢？答案是不可以。为什么？因为新鲜的橘皮和陈皮虽然看似是一种东西，但是它们所含的挥发油不同，新鲜的橘皮我们可以很明显地闻到非常清香的味道，它有醒神、醒脑、醒胃的功效。陈皮的挥发油变少了，但别的东西多了，因此它就有更多的燥湿化痰、除胀理气的功效。

生活中，如果哪天您吃撑到了，就可以喝杯陈皮生姜茶，对腹胀、消化不良有不错的功效。

准备陈皮半张，生姜3~5片，一起煮水后饮用。也可以加适量红糖。嫌麻烦的用沸水冲泡15分钟也可以。1次1杯，1天2~3次。不过，橘皮生姜茶性味偏温，所以有上火症状或者阴虚火旺者不宜饮用。

橘子的果肉酸酸甜甜，非常可口。有些朋友对酸味比较敏感，如果怕橘子太酸，这里有个小妙招：将橘子放进微波炉加热后再食用，橘子会变得甘甜可口。但无论用烤箱或微波炉加热都不可过度，以免破坏果肉营养，影响食疗功效。

对于小孩子来说，烤熟的橘子会更适合他们的肠胃。将洗净的橘子以锡箔纸包好后，放入烤箱中，中火烤约8分钟后剥皮食用，这时不但橘香四溢，而且烤过的橘皮营养会渗入果肉，不仅能达到润肺生津、止咳化痰的作用，还可以改善橘子的凉性。

橘子性凉，燥热的秋天和干燥的冬天是吃橘子的最佳时机。但是橘子含糖量高，热量较大，如果一次食用过多，就会"上火"，诱发口腔炎、牙周炎等症，所以，不宜多吃。

🥣 橘子酱

1.材料：橘子600克，冰糖120克，柠檬汁40克，糖浆适量。

2.做法：

（1）橘子剥皮，把外皮朝下，白色一面朝上，用刀慢慢去掉白色部分，大约用1/5果皮即可，皮太多了做出的酱就会过于苦了。

（2）果肉横切两刀，顺便去除橘核。

（3）锅里烧水，放入切好的橘子皮，煮开后把水倒掉，这样可以去掉橘皮的苦味。

（4）煮过的橘皮放入料理机，加一小杯水打成泥。

（5）果肉放入锅里，加冰糖，倒入橘皮泥，大火煮开后转小火继续煮。

（6）挤入柠檬汁，边煮边搅拌至汤汁有些黏稠时，加入两汤匙糖浆，边煮边搅拌，直至黏稠。

3.功效：去肺热，清胃火，开肠胃。

🥣 橘子米酒饮

1.材料：橘子2个，米酒一汤勺，冰糖适量。

2.做法：

（1）橘子去皮，取出橘瓣。

（2）锅内放适量水，水烧开后倒入米酒和橘肉，煮3~5分钟，再加入冰糖即可。

3.功效：暖肺和中，解酒。

板栗，
最利腰脚，生吃效果好

《随息居饮食谱》云：甘平。补肾，益气，厚肠，止泻，耐饥，最利腰脚，解羊肉毒。

一到秋天，满大街飘荡着糖炒板栗的香味。我每次去医院上班时，如果碰到了现炒现卖的板栗，总是忍不住买上一些。板栗素有"干果之王"的美誉，又被称为"铁杆庄稼"。在城市里长大的人，可能从未见过栗子的原生态面目——它的外观很像一个拳头大小的碧绿色刺猬，浑身是刺。如果脚上是硬底鞋，可以向它跺一脚，然后再用鞋底前后揉搓几下。栗子就会裂开，露出一窝光洁的果实，这时看到的才是我们平时所见的模样。

板栗生熟皆能食用，生板栗脆甜可口，熟板栗吃起来更加的香甜醇厚、细腻绵软。板栗不仅吃起来可口，而且养生功效也一直很受重视。早在唐代，医药学家孙思邈就说板栗是"肾之果也，肾病宜食之"。

我有一个朋友，年轻时在企业里当领导，压力很大，对身体的关心不够。有次我在路上碰到他的时候，发现他整个人好像老了十岁似的，走路的时候像个蹒跚的老人，牙齿也掉了几颗。当时正好是满街飘着板栗香的时候，于是我就建议他多吃生板栗，利用食疗法调理下自己的身体。其实，很多老人因为肾气不足，都会出现腰膝酸软、四肢疼痛的症状，还可能出现牙齿松动、脱落等。这些人在日常调理的时候就可以从补肾入手，及早预防，食用生板栗就是可行的方法。

怎么食用板栗效果最好呢？《随息居饮食谱》中说："凡食均需细嚼，连液吞咽，则有益。"也就是说我们在食用时，一定要把栗子放在嘴里仔细地嚼，等嚼成浆后，再咽下去。北宋的苏辙是我很喜欢的诗人，他曾写诗："老去自添腰腿病，山翁服栗旧传方，客来为说晨兴晚，三咽徐妆白玉浆。"在这首诗里，苏辙提到了板栗的食用方法：每天早晨和晚上，把新鲜的栗子放在口中细细咀嚼，直到满口白浆，然后再分三次慢慢吞咽下去。《千金方·食治》在介绍栗子时也说："生食之，甚治腰脚不遂。"同样强调了"生吃"这一用法。由此也提醒大家，一般市面上的糖炒栗子虽然好吃，但补肾功能已经大大不如生板栗了。

中老年朋友可以每天早晚吃上两三枚板栗，长此以往可以有效预防和治疗肾虚、腰酸腿疼。需要说明的是，《随息居饮食谱》说板栗"以生极难化，熟最滞气也"，所以脾胃不好的人生食不宜超过5枚，普通人食用也不要超过10枚。

🍵 板栗粥

1.材料：栗子果肉20～30克，粳米100克，白糖适量。

2.做法：将栗子果肉和粳米同煮粥，最后加适量白糖调味即可。

3.功效：健脾养胃，强筋补肾。适用于老年人肾虚腰酸背痛、下肢无力、脾虚泄泻等症。

🍵 板栗煲鸡

1.材料：鸡肉100克，生姜5克，枸杞10克，板栗15～20枚，高汤适量。

2.做法：先将整鸡剁成寸块，选有骨肉100克，在开水中焯一下，放入汤锅内。再把枸杞、板栗、生姜依次放入锅中，倒入适量高汤。大火烧开后，文火再煲1小时。出锅时，调入精盐、味精、鸡精，即可食用。

3.功效：对体乏气短、肾虚腰痛有较好的滋补疗效。

枇杷，
润肺涤热，枇杷叶助你排毒美容

《随息居饮食谱》云：甘平。润肺，涤热生津。以大而纯甘、独核者良。

枇杷树多长在南方，对于从小生活在北方的我而言，枇杷可是一种不常见的水果。枇杷冬季开花，春来结子，夏初成熟，承四时之雨露，为"果中独备四时之气者"。金灿灿的枇杷剥开后就是柔软多汁的果肉，吃起来甘酸可口，非常美味。

枇杷在养生上有什么功效呢？《随息居饮食谱》中说："凡风温、温热、暑燥诸邪在肺者，皆可借以保柔金而肃治节，香而不燥。"大家知道，南方的夏天酷热漫长，当年上大学时，我跟随广州的同学回她家游玩，发现她的母亲就喜欢用枇杷应对夏天的燥热。她把枇杷加上其他药物一起制成枇杷膏，我有幸学到了枇杷膏的制法。

将枇杷洗净后去皮、去核，放入榨汁机中打成果汁。枇杷汁倒入砂锅内，同时放入枇杷叶、桔梗、山楂、薄荷及少许水，文火熬煮至黏稠状。之后滤去渣，凉凉后放适量蜂蜜，即可装入容器中密闭保存。

这样做好的枇杷膏颜色是金黄色的，膏中有些许果肉，口味酸甜，清凉爽口。如果家中有人因为燥热的天气咳嗽、咽痛时，每天吃两勺枇杷膏，不到一周可能就好了。燥热的天气还有可能引发口干舌燥、目赤、牙龈肿痛等症状，这些都可以通过服用枇杷膏达到润肺下火的目的。

说枇杷"一身是宝"一点儿都不夸张，枇杷本身可以泡酒，具有生津润肺、清热健胃，有效防止高血压、动脉硬化等功效。

同样具有极高药用价值的还有枇杷核，枇杷核捣烂煎水喝有祛痰、镇咳、润肠的作用，一般喝时加入一定量的蜜糖，一天可喝2~3次，每次100毫升左右，非但功效显著，而且味道也不错。同时，枇杷核也可干燥保存到秋冬季节使用。

除此之外，对于爱美的女性来说，枇杷叶也是"一宝"，排毒美容很有一手。枇杷叶味甘平，归肺、胃经，它能够通气血，对面部及周身皮疹、痤疮、酒糟鼻等均有不凡的功效。用枇杷叶洗浴更是让人感觉气血通畅。用时放入布袋内，泡于浴缸中，人在其中盆浴可使肌肤光滑柔嫩，还有消除痱子、斑疹等皮肤炎症的作用，是不可多得的护肤妙药。

我朋友的女儿，家是四川的，喜欢吃火锅，后来在北京读书时也隔三岔五地吃火锅，结果四年下来脸上长了很多痘痘。为了把这些痘痘吃回去，这些年她求医问药，又吃又抹，始终不见好转，我听说这件事后让朋友捎了点儿枇杷叶给她，告诉她每天用枇杷叶泡水后洗脸，再把最新鲜的叶子挑出来用榨汁机挤出汁水泡成面膜敷脸上。几天后，朋友带回消息，说没有效果，我说这是养颜方，又不是大力丸，哪有这么立竿见影的？让她一直坚持用下去，中途又给她带过几次枇杷叶，坚持一年多下来，上个月见到她的时候，脸上的痘痘已经少了很多了。

最后，提醒下朋友们，在购买枇杷时，最好挑选那些个头大而匀称、呈倒卵形、果皮橙黄，并且茸毛完整、多汁、皮薄肉厚的。买回家的枇杷一般储存在干燥通风的地方即可，因为冰箱内水汽过多，会让枇杷变黑。如果一定要放冰箱的话，可以把它浸于冷水、糖水或盐水中，可防变色。

枇杷银耳羹

1.材料：枇杷80克，银耳10克，枸杞10克，红枣5枚。

2.做法：

（1）将枇杷去皮，切成小块；银耳用凉水泡开，撕成小片；红枣和枸杞洗净。

（2）在锅中加入适量的清水并放入银耳，用大火煮开，然后改用文火煨2个小时。

（3）将枇杷加入锅中再煲10分钟后关火即可。吃的时候可调入适量的蜂蜜。

3.功效：滋阴养肺，对抗秋燥，延缓衰老。

枇杷百合银耳汤

1.材料：鲜枇杷80克，百合20克，银耳10克，冰糖适量。

2.做法：

（1）将枇杷洗净去皮，切成小粒；银耳用凉水泡开，撕成小片。

（2）在锅中加入适量的清水煮开，放入百合、银耳和冰糖，用文火煨40分钟，加入枇杷后再煨15分钟即可。

3.功效：清热解毒、降压。

枇杷红枣粥

1.材料：粳米100克，枇杷6枚，蜂蜜适量。

2.做法：

（1）将枇杷洗净，撕去外皮，把枇杷核去掉。

（2）将粳米洗净，用冷水泡1个小时后捞出，沥干水分。

（3）在锅中加入适量的水，再加入粳米、红枣，用大火烧开后加入枇杷，改成小火熬成粥，最后调入蜜糖即可。

3.功效：补血养肝，滋阴，尤其适合女性朋友食用。

荔枝，

补血，盐水浸泡后更可口

《随息居饮食谱》云：甘温而香。通神益智，填精充液，辟臭止痛，滋心营，养肝血。果中美品，鲜者尤佳，以核小肉厚而纯甜者胜。

提起荔枝，人们就会想到苏东坡的诗句："日啖荔枝三百颗，不辞长作岭南人。"荔枝有哪些好处呢？怎会让苏东坡不惜以仕途相许？《随息居饮食谱》说它"甘温而香"，有通神益智、填精充液、辟臭止痛的作用。近来读李渔的《闲情偶记》，里面说荔枝吃了后会口齿生香——佳人就寝，止啖一枚，则口脂之香，可以竟夕——也难怪杨贵妃如此喜欢吃荔枝了。

从中医上讲，荔枝味甘性温，具有补气养精、祛寒散滞、理气止痛的作用，临床上多用于治疗胃脘久痛、肝郁气滞、疝气疼痛、女性气滞血瘀腹痛、睾丸肿痛等疾病。荔枝是很好的滋养水果，适合产后体虚的女性。《随息居饮食谱》说它可"通神益智"，可以帮助失眠健忘、神经衰弱的人缓解身体不适。

"荔枝补血"是民间流传的食疗验方，《随息居饮食谱》也说荔枝可以"养肝血"。女性朋友如果患有轻微贫血，可以试试荔枝红枣汤。这道汤用的是荔枝干，在高温天气，荔枝放在阳台上晒2～3天就很容易变干。荔枝干有温补作用，可以当健康零食食用，而且也能长期储存。

准备荔枝干和红枣各7枚，红糖适量。将荔枝去核后，与红枣一起放入砂锅中，加水后大火炖煮，水开后改中火焖煮并加红糖，稍微煮3~5分钟即可。

荔枝有补脾益肝、悦色、生血养心的功效；红枣有安中益气作用。二者煮成的汤，相辅相成，每天吃上一碗，连吃几天，有补血作用。另外，脾虚的人也可以用荔枝干和大枣、淮山药一起用水煎煮，对身体也有滋补的效果。

大家在吃新鲜的荔枝时，最好将荔枝连壳放到淡盐水中浸泡，可放在冰箱里冷藏。等想吃的时候再拿出剥壳食用，经过冷藏的荔枝又冰又甜，味道更好。而且，盐水泡过的荔枝不容易上火，还可以解滞，增加食欲。

荔枝不能吃太多，每天吃10粒以内就可以。民间有"一颗荔枝三把火"的说法，如果吃多了荔枝肉就容易上火。阴虚体质的人，尤其是患有慢性扁桃体炎、咽喉炎的人，荔枝吃多了会加重体内的"虚火"。而且荔枝吃多了还容易引起低血糖。荔枝含有6.3%的果糖、5.9%的葡萄糖、5.2%的蔗糖，荔枝吃多了其实就等于吃了大量的糖，大量的葡萄糖进入血液后会刺激体内分泌大量的胰岛素，并且迅速降低血糖，引起比较严重的低血糖反应，尤其是空腹时更为严重。这时可以按《随息居饮食谱》的说法，用荔枝壳煮水饮下，或者喝一杯蜂蜜水来缓解。

🥣 荔枝米粥

1.材料：荔枝干50克，山药和莲子各10克，粳米300克。

2.做法：

（1）荔枝干洗净，山药洗净去皮捣成泥状，莲子去皮、去心，粳米洗净。

（2）将荔枝干、山药泥和莲子一起放入锅中，加清水后大火烧沸，撇去浮沫后改用小火熬煮半小时，最后加入粳米煮至烂熟。

3.功效：补气益血，长肌润肤。

荔枝酒

1.材料：荔枝250克，米酒1000毫升。

2.做法：荔枝去壳、核，取出果肉放入玻璃瓶或酒坛内，倒入酒后，加盖密封。15天后即可饮用，饮前摇匀。每次1~2汤匙，早晚饮或睡前饮。

3.功效：生津益血，理气止痛，适合中老年人饮用。

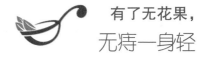

有了无花果，
无痔一身轻

《随息居饮食谱》云：甘寒。清热，疗痔，润肠，上利咽喉。

没吃过新鲜无花果的人大概会把它想象成市面上卖的白色蜜制无花果（干果），其实新鲜的无花果并没有干果那样厚重的味道，不会很甜甚至可以说没有甜味，它的味道总是淡淡的，说它无味却又滋味无穷。

中医认为，无花果味甘，性凉，可以健胃清肠、消肿解毒，是老少咸宜的果实。与甜杏仁、桔梗、甘草一起煎水喝治疗燥热伤肺，咽干作痛，声音嘶哑。别以为无花果只有润肺功效，其实无花果生吃、研末吃，或者是煎水喝都可以治病，用途可大了。

记得小时候去山东乡下的伯伯家，他家院子里种了不少无花果树，到了无花果盛产的季节，伯伯家的无花果树上就会结满了无花果，在阳光下闪耀着紫色的光芒。在我印象中，这些无花果成熟后比大人的拳头还大，咧开后更夸张，像一个个挂在树上的小皮球一样。那时候，我都会坐到树上直接吃到饱才爬下来，每次吃完无花果，到晚上吃饭的时候，非但不会吃不下饭，反而胃口还会更大。

生食无花果具有健胃消食之功，可以治疗胃纳呆滞、消化不良。我们还可以把干品研成粉末吞服以益胃止痛，治疗上消化道溃疡，脘部疼痛。如果产后乳汁不多，可与羊乳等炖肉服。无花果可以健脾胃、清湿热，所以对于胃肠湿热的症状也有缓解作用，尤其是湿热便秘引起的痔疮。如果你的痔疮经医院诊断为湿热下注型的，在治疗的同时不妨自己用无花果来食疗。

准备成熟的无花果4~6个，洗净去皮后放入锅内，加入冰糖20克，倒入1000毫升水。大火将水煮开后，文火煮15分钟即可服用。连服7~10天为1个疗程。同时，还可以用无花果的叶子煮水后熏洗患处，每天两三次，对治疗内外痔都有一定的效果。

其实，有关无花果治痔疮已有悠久的历史，早在《本草纲目》中就有无花果"治五痔"的记载，《随息居饮食谱》中也说它可以"疗痔"。现代研究也发现，无花果含有大量的果胶和维生素，果实吸水膨胀后，能吸附多种化学物质。所以食用无花果后，能使肠道各种有害物质被吸附，然后排出体外，净化肠道。

无花果还被称为"排毒果"，它的膳食纤维含量很高，比苹果还要高出3倍。广东人吃无花果，喜欢将其晒干，煲汤、煮糖水时丢几颗进去，味道清甜，还能帮助排便。而我时常给朋友推荐的做法是，将干无花果、黑玉米、赤小豆、花生一起煮甜汤，喝起来清新自然，这一碗好汤，绝对可以给身体做一次"大扫除"。

🥣 无花果炖猪肠

1.材料：无花果10个，猪大肠1段，葱段、姜片各5克，绍酒10克，盐5克。

2.做法：将猪大肠洗净，无花果发开，洗净，二者加清水同煮至猪大肠熟后，取出切片，再放回汤中。调入所有调料，再煮沸即可。

3.功效：清肠解毒，通利止血，适用于肠弱内盛导致的便秘、痔疮下血等。

🥣 无花果果酱

1.材料：无花果500克，新鲜柠檬汁1汤勺，麦芽糖3汤勺。

2.做法：

（1）无花果去皮切成小块，放入一个锅子里，放入一勺柠檬汁。

（2）开中火，无花果受热会出现很多汁水，等汁水开始冒泡时，转小火慢慢熬制。

（3）到有一定黏稠度后，放入3勺麦芽糖，继续熬制，直到用勺子搅拌时感觉像稠粥的样子就好了。

（4）关火，冷却后放入干净的瓶子中，入冰箱保存。

3.功效：开胃消食，主治脾胃虚弱、食欲不振等症。

🥣 无花果排骨汤

1.材料：无花果10个，排骨肉500克，陈皮1片，枸杞20克。食盐、酱油、沙拉油、胡椒各适量。

2.做法：

（1）把无花果洗干净，切成约1指般大小。

（2）热开水烫过的排骨肉、枸杞、陈皮及无花果一起放进较大的锅中，注入水，用大火煮20分钟至沸腾，再调成中火，续煮1小时。

（3）待无花果煮烂，肉也煮软，即用盐调味，盛在碗中饮用。

（4）排骨肉取出，切成适当大小，蘸混合调味料食用。

3.功效：宽肠健脾，滋润喉咙，缓解压力。

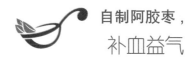

自制阿胶枣，
补血益气

　　《随息居饮食谱》云：鲜者甘凉。利肠胃，助湿热，多食患胀泄、热
渴，最不益人，小儿尤忌。干者甘温。补脾养胃，滋营充液，润肺安神。

　　枣的种类有很多，我独爱一种名为"马牙枣"的枣。到了秋天，北京的大
街小巷都有卖马牙枣的，这种枣多汁，味极甜。朋友知道我喜吃这种枣，每年
都会买了给我寄过来。鲜枣的营养丰富，味甘性凉，可以利肠胃，便秘的人如
果吃几枚鲜枣有利于排便。不过，鲜枣不宜多吃，否则会腹胀、腹泻，小儿更
要避免多吃鲜枣。

　　干枣味甘性温，能够养胃健脾，润肺安神，可以使气血生化充足，改善血
虚萎黄症状。民间就常用大枣煮粥、炖鸡，治疗久病体虚引起的贫血症。现代
研究发现，大枣中的多糖成分能促进造血机能。

　　其实早在汉代，人们就认识到了大枣的养生作用，最突出的体现就是张
仲景的《伤寒论》中：在112首方剂中，有36首居然都有大枣的参与。如果你
对中药略知一二的话，就应该知道，大枣是中药里的药引，很多中药加了大枣
后，会增强药力的发挥。

　　《随息居饮食谱》说："色赤者名红枣，气香味较清醇，开胃养心，醒脾
补血。"红枣是我们平时最常吃的一种枣。女人怀孕生产时的一碗红枣粥，孩

子添加辅食时的红枣米粉糊，大病初愈后的红枣鸡汤，给年迈老人做的红枣银耳羹……这些都离不开红枣的身影。一些体质不好、经常手脚冰凉的人可以把红枣做成阿胶枣，等天气转冷时，就可以为自己补血益气。

准备阿胶5克，砸碎后放入大瓷碗中，加入一点儿水和少量的黄酒，盖上盖子入锅蒸，待阿胶化开后加入少许红糖，糖化后滴入数滴酒就可以出锅；准备500克的红枣，最好选金丝小枣或者肉厚核小的小枣，洗净后放入碗中，入微波炉加热2分钟，翻动一下后再加热1分钟即可；将枣倒入盛阿胶的大碗中拌匀、晾干即可。

大枣的好处不必多言，可以补血安神、健脾养胃，阿胶滋阴补血，红糖具有益气养血的功效，它们三者组成的阿胶枣，可谓贫血体虚者最好的零食。阿胶枣属于滋补之品，所以不宜多吃，否则会损害消化功能，出现腹胀、便秘等症状。每天吃上3~5枚就可以，或者隔天吃。平时如果有感冒、咳嗽或者消化不良的症状时，不要再食用阿胶枣，经期或产后恶露未尽的情况也不宜吃阿胶。

🥣 红枣百合蒸南瓜

1.材料：南瓜200克，小红枣20枚，百合20颗，冰糖20克。

2.做法：

（1）干百合洗净，盛入大碗内，倒进足量开水，加盖浸泡半小时以上，然后除净杂质。小红枣去核洗净。

（2）南瓜切0.5厘米厚大片，摆在盘子边缘。

（3）红枣、百合摆在盘子中间，然后均匀地撒上冰糖。

（4）上锅蒸30分钟即可。

3.功效：补气血。

🥣 高粱米红枣粥

1.材料：白高粱米50克，大红枣5枚。

2.做法：

（1）将红枣洗净，去核，加入温开水浸泡至软。

（2）将白高粱米倒入锅中，小火炒至淡黄色。

（3）将高粱米和红枣共同倒入锅中，加适量清水，大火煮至稠状即可。

3.功效：滋阴补血，可促进儿童生长发育，有利于预防贫血、小儿软骨病。

🥣 红枣黑豆炖鲤鱼

1.材料：鲤鱼1条（约500克），红枣10枚，黑豆20克。

2.做法：

（1）将鲤鱼宰净，去鳞、去鳃、去肠脏。

（2）黑豆放锅中炒至豆壳裂开，洗净。

（3）红枣去核，洗净。

（4）将鲤鱼、黑豆、红枣放入炖盅里并加入适量水，盖好，隔水炖3小时即成。

3.功效：补中益气，利水通乳。

西瓜是天生白虎汤，清肺胃，解暑热

《随息居饮食谱》云：甘寒。清肺胃，解暑热，除烦止渴，醒酒凉营，疗喉痹、口疮，治火毒、时证。但因暑火为病者，并可绞汁灌之。

说到夏天的水果，西瓜绝对是最大众的选择。民间有"每天半个瓜，酷暑能算啥"的说法。夏天出现中暑、发热、心烦、口渴或其他急性热病时，都可以用西瓜进行辅助治疗。正因如此，西瓜汁还获得了"天生白虎汤"这一美誉，白虎汤是中医里面的一个著名方剂，由石膏、知母、甘草、粳米四味药组成，是治疗气分热盛的千古名方。

西瓜出色的药用和保健效果在我国古籍中多有记载。《本草逢原》说："西瓜，能引心包之热，从小肠、膀胱下泄。能解太阳、阳明中暍及热病大渴，故有天生白虎汤之称。"《随息居饮食谱》也记载："西瓜，甘寒，清肺胃，解暑热，除烦止渴，醒酒凉营，疗喉痹、口疮、治火毒、时症，虽霍乱、泻痢，但因暑火为病者，并可绞汁灌之。"

袁枚《徐灵胎先生传》中还记载了一个小故事，用来描绘西瓜治热病之神效。

"芦墟（在今江苏吴江市）迮耕石，卧病六日，不食不言，目炯炯直视。先生（徐灵胎）曰：'此阴阳相博证也。'先投一剂，须臾目瞑能言；再饮以汤，竟跃然起。曰："余病危时，有红黑二人缠绕作祟，忽见黑人为雷震死，顷之，红人又为白虎衔去，是何祥也？"先生笑曰："雷震者，余所投附子霹雳散也；白虎者，余所投天生白虎汤也。'"

西瓜虽为水果，但清热消炎的效力却可媲美药物白虎汤。炎炎夏日，若能吃些鲜甜多汁的西瓜，就可凉彻心底，暑气顿消。夏日中暑，出现发热、心烦、口渴及尿少等症；或其他急性热病，出现高热、多汗、大渴、烦躁、尿痛等症状，都宜用西瓜做辅助治疗。《随息居饮食谱》中说西瓜可"醒酒凉营"，怪不得我们在饭店用餐后，老板都要送一小碟西瓜，原来西瓜可以解酒毒。不过，西瓜是生冷之品，不宜多吃，不宜放到冰箱里冷藏。脾胃虚寒、消化不良、大便滑泄者要少吃。

人们吃了西瓜，常将瓜皮随手丢弃。其实，西瓜皮在中医上被称为"西瓜翠衣"，也是清热解暑、生津止渴的良药。夏天，如果买到皮厚的西瓜，我常会将西瓜皮凉拌，吃起来又凉又脆，非常开胃。

先将西瓜外面的绿皮拿刀削掉，然后将瓜皮切成细丝，放点儿盐腌一下，之后用凉开水将西瓜皮冲洗干净。最后就可以放入自己喜欢的调料凉拌后食用了。

除了凉拌之外，西瓜皮跟肉的搭配，味道也很鲜美，炒的时候可以倒点儿黄酒。肉的鲜味融入西瓜皮的清爽，很受大家的喜欢。瓜皮也可晒干后再腌制，《随息居饮食谱》说道："爆干腌之，亦可酱渍，以作小菜，食之已目赤、口疮。"

西瓜子有降血压、清肺化痰的作用，平时大家在吃西瓜时，可以将西瓜子留下洗净晒干。有慢性支气管炎的患者，可以将西瓜子煎汤服用。

取西瓜子9~15克，打碎后煎汤，煮开后加冰糖，小火熬煮1小时成浓汤即可。

中药店里出售的西瓜霜，是西瓜皮和中药皮硝混合后产生的白色结晶，味咸性寒，能清热泻火、消肿止痛。将它吹敷患处，能清热消肿，适用于急性咽喉炎、急性扁桃体炎，对口舌生疮也有一定疗效。

🥣 西瓜红枣粥

1.材料：西瓜皮50克，淡竹叶15克，粳米100克，红枣20克，白糖25克。

2.做法：

（1）将淡竹叶洗净，放入锅中，加水适量煎煮20分钟，将竹叶去掉。

（2）把淘洗干净的粳米及切成碎块的西瓜皮及红枣同置入锅中，煮成稀粥后加入白糖即可食用。

3.功效：对心胸烦热、口舌生疮、湿热黄疸有效。

🥣 西瓜酪

1.材料：西瓜1个，罐头橘子100克，罐头菠萝100克，罐头荔枝100克，白糖350克，桂花25克。

2.做法：

（1）整个西瓜洗净，在西瓜一端的1/4处打一圈人字花刀，将顶端取下，挖出瓜瓤，在瓜皮上刻上花纹。

（2）将西瓜瓤去子，切成3厘米见方的丁。另外把菠萝、荔枝也改成3厘米大小的丁。

（3）铝锅上火，放清水1250毫升，加入白糖煮开，撇去浮沫，下入桂花。

（4）等水开后把水过箩凉凉，放入冰箱。

（5）将西瓜丁、菠萝丁、荔枝丁和橘子，装入西瓜容器内，浇上冰凉的白糖水即成。

3.功效：解暑除烦，止渴利尿。

第

5

章

美味肉荤有好药

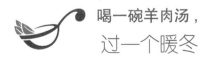

喝一碗羊肉汤，
过一个暖冬

　　《随息居饮食谱》云：产后虚羸，腹痛觉冷，自汗，带下，或乳少，或恶露久不已，均用羊肉切治如常，煮糜食之。兼治虚冷劳伤、虚汗久疟。

　　寒风起，羊肉肥。在寒冷的北方谈到进补，人们都会不约而同地想到羊肉。羊肉自古以来就被人们当作是食疗的佳品，优质的羊肉味道甘而不腻，性温而不燥，能暖身祛寒、开胃健脾。冬天吃羊肉，既能抵御风寒，又可滋补身体，可谓一举两得。

　　羊肉有很多种吃法，最具营养的要数羊肉煮汤。每年冬天，我都会隔三岔五地买点儿羊肉回来炖汤。羊肉虽然好吃，却有一股膻味，弄不好很难吃。王士雄在书里给出了一个去膻的办法——"加胡桃煮则不膻"。在炖羊肉汤之前，大家可以准备几个核桃，将核桃打碎后（不用去壳）装在纱布袋里，避免漏出核桃壳的碎渣，然后和羊肉一同放入锅中煮，一直煮到羊汤也好了为止，最后食用的时候就将核桃纱布袋拿走。羊肉在经过小火慢煨一两个小时后，肉质熟烂，汤也会呈现乳白色。

　　在冬天生产的产妇如果无乳，宜吃羊肉，既能促进血液循环，增暖御寒，还能增加乳汁分泌。很多女性朋友在生完宝宝后，会出现腹部冷痛、四肢不温、腰膝酸冷、免疫力低下等阳虚的表现。这时候就很需要用羊肉汤来补一补，在这里为大家推荐仲景名方"当归生姜羊肉汤"。

准备当归50克，生姜200克，羊肉500克，食盐适量。先将当归、生姜洗净后切成大片备用。羊肉洗净后切成2厘米见方的肉块，放入沸水锅中汆去血水后，捞出凉凉。将羊肉、当归、生姜放入砂锅中加适量清水置文火上煮沸，撇去浮沫，改用文火炖至肉烂，加入食盐即成。当羊肉熟透了，吃肉喝汤。

这个汤的功效在于补阳散寒，当归有种特殊的味道，所以如果是日常食用，不用每顿都加当归。但就是羊肉本身的补血作用，如果能坚持吃，作用也是不能小看的。

需要注意的是，羊肉性温热，食后容易动气生热，所以最好不要与南瓜、何首乌、半夏、草蒲同食，否则会壅气发病。在吃羊肉时要搭配凉性和甘平性的蔬菜，如冬瓜、菠菜、白菜、笋、丝瓜、金针菇、蘑菇、茭白、豆腐等，和这些蔬菜搭配饮食能起到清凉、解毒、除烦、止渴的作用。

🥄 胡萝卜炖羊肉

1.材料：胡萝卜300克，羊肉180克。

2.做法：

（1）胡萝卜与羊肉洗净沥干，并将胡萝卜及羊肉切块备用，将羊肉放入开水中汆烫，捞起沥干。

（2）将羊肉下锅，大火快炒至颜色转白。

（3）将胡萝卜、水及其他调味料（除香油外），一起放入锅内用大火煮开，再改用小火煮约1小时，加入香油即可起锅。

3.功效：补虚弱、益气血，长期食用可补中益气，预防手脚冰冷，帮助消化、止咳。

羊肉甘蔗汤

1.材料：羊肉400克，甘蔗3截，食盐、姜、胡椒粉各适量。

2.做法：

（1）羊肉洗净，切块，汆水捞起。

（2）甘蔗去皮冲洗，切成五六厘米长的段后，再剖开成小块。

（3）煲汤锅倒入羊肉、甘蔗，放入姜，加水。

（4）炖到羊肉酥软（大约3小时，时间自己掌握）。

（5）加适量精盐、胡椒即可。

3.功效：甘蔗能去羊肉的燥热，使羊肉变成平补。羊肉加入甘蔗，基本上所有体质的人都可以吃，另外甘蔗还能去除羊肉的膻味。

葱爆羊肉

1.材料：羊肉片250克，大葱、酱油、米醋、白糖、盐、香菜各适量。

2.做法：

（1）先将大葱切成斜片，香菜洗净后切成约3厘米长的段备用。

（2）油锅加热到5成热时，放入羊肉片迅速翻炒。

（3）看到羊肉片开始变白时，放入大葱，加入酱油、白糖、盐，翻炒均匀，直到肉片全部变白。

（4）羊肉炒熟后，淋入米醋，放入香菜段翻炒均匀后立即出锅。

3.功效：补气养血。

猪蹄通草汤，
送给母乳不够的新手妈妈

孩子可以说是上天送给天下母亲最好的礼物。每个初为人母的女人，都希望能用乳汁为孩子提供成长的粮食。可惜的是，有的女人在生完孩子后，乳汁不足或者根本没有乳汁。中医上讲，乳汁是气血所化，如果当母亲的产后气血虚弱，就有可能乳汁不足。既然如此，我们也可以从补给气血上下手，帮助新妈妈更好地对孩子进行母乳喂养。这里给大家推荐一款材料简便、更适合我们现代人的通乳汤——猪蹄通草汤。

猪蹄不仅美味，而且营养还很丰富，富含胶原蛋白。猪蹄是"血肉有情之品"，而人体也是一个血肉之体，所以猪蹄滋补的效果自然要比无情的草木好得多。清代著名医家王士雄在《随息居饮食谱》中说道：猪蹄"助血脉能充乳汁"，因此，猪蹄常常被用来治疗妇女产后气血不足引起的乳汁缺乏。在这里为大家介绍一下《随息居饮食谱》中给出的治疗"无乳"的食方。

取猪蹄2只，通草8克。先将猪蹄去毛后，切成两半，然后用热水焯一下去血沫。重新将砂锅置旺火上，加清水适量，放入猪蹄，武火煮滚后改文火继续煲1小时，加入通草后煮30分钟，最后撒入适量的精盐、鸡精、葱花即可食用。每天服3次，连服3日。

猪蹄有滋补脾胃、促进血液循环的功效，通草可以清热通乳。其实，这道食方很多人并不陌生，因为这是民间广为流传的产后通乳偏方。如果有需要的新妈妈，不妨试一试。猪蹄通草汤的功用跟个人的体质、吸收也是很有关系的，如果一次效果不太好，就要连续多吃几回。希望这个方子能给母乳不足的新妈妈带来福音。

大家在买猪蹄时一定要好好挑选。先看颜色，猪蹄在去毛后应该是淡黄色的；然后看看猪蹄的蹄子，正常的猪蹄的蹄瓣是合在一起的，浸泡过药水的猪蹄的蹄瓣则会分开；之后，可以摸摸猪蹄黏不黏，被药水浸泡过的猪蹄摸起来发黏；最后可以凑近闻闻猪蹄是否有药水味。泡过药水的猪蹄，都是颜色白净、个头大，买的时候要当心。

🥣 杜仲猪蹄汤

1.材料：杜仲45克，猪蹄500克，葱、姜、料酒、盐各适量。

2.做法：

（1）杜仲煮1小时成汁，将猪蹄切块后焯一下，凉水冲干净。

（2）将猪蹄放入砂锅中用凉水烧开，入葱、姜、料酒，微火炖煮3小时，最后加入杜仲汁、盐即可。

3.功效：补益肝肾，滋补阴液，适宜肝肾虚所致的胎动不安、先兆流产；津液不足而致皮肤干燥；产妇乳少，无乳。

🥣 猪蹄炖黄豆

1.材料：猪蹄两个，黄豆100克，葱、姜各适量，糖少许，料酒一勺。

2.做法：

（1）黄豆泡一夜，猪蹄从中间剖开后切块、洗净，葱、姜切片。

（2）将猪蹄焯水去脏污，洗净。

（3）取砂锅1只，倒入清水，放入猪蹄、葱、姜、料酒，大火烧开后改小火慢炖40分钟。

（4）倒入泡好的黄豆，再炖40分钟加盐调味即可。

3.功效：补血通乳，养颜美容，生津润燥。

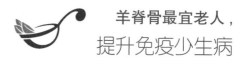

羊脊骨最宜老人，
提升免疫少生病

《随息居饮食谱》云：羊脊骨，甘温。补肾，利督，强腰。

不少老年人看到肉就退避三舍，长期只吃素食，但是从营养学的角度来说，只吃素而不吃肉，营养成分肯定是不均衡的，合理的饮食还是应该荤素搭配。如果老人对其他肉类不放心，那么羊脊骨这个"保健肉"就是一个很好的选择，再搭配其他素食，养生效果就更明显。

羊脊骨的外形有点儿像蝎子，所以又把它叫作羊蝎子，出去吃饭时经常可以看到大街上的羊蝎子店。天气寒冷时，我跟朋友聚餐时特别喜欢吃一锅热乎乎的羊蝎子火锅。吃的时候先啃肉再吸髓，虽说那吃相不太雅观，但饱了口福，肉香无膻味，汤鲜不腻。这羊脊骨不仅好吃，而且对身体也特别好。《随息居饮食谱》说它"补肾，利督，强腰"，非常适合老年人食用。

我家邻居王大爷60多岁，吃了五六年的素食，倒不是为了斋戒，而是为了养生。尤其是猪牛羊一类的红肉，老王碰都不会碰一下。我跟王大爷说，您这个饮食习惯，清淡是清淡，可营养不均衡。王大爷说那也没辙儿，前两年还努力戒肉，这几年看到油腻腻的肉已经没有丝毫食欲了。我想了想，就说要不你晚上来我家吃饭吧，我家今晚做了个菜，正好适合你。

我家那晚做的正是羊蝎子火锅。主料是500克的羊脊骨，配料是葱、姜、辣椒、白胡椒、花椒、香叶、小茴香、肉桂，调料是盐、老抽、料酒、糖。做的时候先把羊脊骨用热水焯去血沫，葱切碎，姜切片，白胡椒、花椒、香叶、小茴香、肉桂放入纱包。把炒锅放在武火上烧热，倒进素油，加热到六成熟时加入葱、姜、辣椒爆香，随即加入羊脊骨，翻炒后倒入老抽炒匀上色，倒入料酒，加水没过羊肉，把香料包放入，盖上锅盖，大火煮开后，转小火煲2小时，最后根据口味加入适量的盐、糖调味即成。吃的时候可以把羊蝎子锅端到电磁炉上，把喜欢的蔬菜放在里面涮着吃。

这道菜，羊脊骨上的肉非常细嫩，嚼起来省心省力，加入的调料既去膻又提香，味道浓重又养生。那天王大爷吃了，也是连连称赞。

身体虚弱、不思食的老人可以经常食用羊脊骨粥，《随息居饮食谱》说："羸老胃弱，羊脊骨一具捶碎，熬取浓汁，煮粥常食。"羊脊骨粥可以早晚佐餐服食。羊脊骨具有温补功能，是益肾气、壮筋骨的良药。根据古代医书的记载，用羊脊骨煮粥服食有效方就有十多个。因为羊脊骨粥不仅易于消化吸收，同米做粥吃，还有温补脾胃的功效，所以非常适合老年人食用。

肾虚引起的腰痛，也可以用羊脊骨煎取的浓汁，加盐后食用。中医讲，咸味多入肾，部分咸味药物有补肾的功能，而补养药在炮制时经过盐炒，其补肾作用就会增强。不过，盐不宜多用，咸味太过，也会损伤肾脏。

🥣 红烧羊脊骨

1.材料：羊脊骨500克，洋葱150克，食盐5克，葱、姜各1小段，酱油15毫升，冰糖12克，香叶2片，砂仁6个，草果1个，肉蔻1个，八角2个，料酒、豆瓣酱各适量。

2.做法：将羊脊骨剁成大块，放在冷水中浸泡，多换几次水，浸泡出杂质和血水。将浸泡好的羊脊骨入冷水锅中焯水、沥干水分；锅中油热后，放入葱、姜、蒜煸炒，之后再放入豆瓣酱炒出香味，倒入羊脊骨同炒，再放入洋葱翻炒；锅中倒入酱油炒匀，加入足量的开水，加入冰糖、八角、香叶等香料，大火煮开，小火慢炖40分钟。最后加入盐，大火收汁即可。

3.功效：补肾强腰。

🥣 羊脊骨豆腐汤

1.材料：羊脊骨300克，豆腐200克，葱、姜、花椒、豆豉、盐、味精、清汤各适量。

2.做法：羊脊骨剁块后洗净，豆腐切成豆腐条，葱切碎，姜切片；锅置火上，倒入清汤，将羊脊骨、葱花、姜片、花椒、豆豉依次放入，开锅后放入豆腐，撇去浮沫，再用小火炖1小时，最后放入味精、盐调味即可。

3.功效：温阳补虚，益肾健骨，适合骨质疏松、畏寒怕冷、疲乏无力者食用。

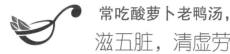

常吃酸萝卜老鸭汤，滋五脏，清虚劳

《随息居饮食谱》云：甘凉。滋五脏之阴，清虚劳之热，补血行水，养胃生津，止嗽息惊，消螺蛳积。雄而肥大极老者良。同火腿、海参煨食，补力尤胜。

每逢过节，"鸡鸭鱼肉"是人们餐桌上的荤味标配，就算是在平常，这些也经常出现在餐桌上，只是比例不太均衡，尤其是鸭，估计大部分人吃鸭肉的量要远远低于其他3种肉。询问之下，有的人觉得鸭肉有股怪味，也有的人说鸭肉太凉，不如别的肉营养价值高，实际上并非如此。

王士雄在《随息居饮食谱》中说道："鸭肉，滋五脏之阴，清虚劳之热，补血行水，止嗽息惊，消螺蛳积。"这里的消螺蛳积是说消除腹内积滞，恢复脾胃运化功能。而在中医看来，由于鸭子依水而生，性偏凉，有滋五脏之阳、清虚劳之热、补血行水、养胃生津的功效。民间亦有"大暑老鸭胜补药"的说法。老鸭炖食时加入酸萝卜、莲藕、冬瓜、百合等食材可以清暑热、消烦渴、清虚劳。脾胃虚弱、胃口不佳、体内有湿气的人在炖老鸭汤时可以搭配芡实、薏仁。

就我个人观点，夏秋季节吃鸭肉最能滋养人的身体。原因是在这些季节，人体容易燥热，且消化吸收功能差，这时候吃鸭肉，其凉性可以去燥热。而鸭肉所含的脂肪主要是不饱和脂肪酸和低碳饱和脂肪酸，这样的脂肪熔点低，肠道更易于消化，这就是所谓的"清补"。又因为夏季人的胃口变差，因此在炖汤时最好搭配生津开胃的酸萝卜。此外在煲鸭汤时，还要求选择老鸭肉，原因就是老鸭肉的含氮浸出物要比嫩鸭肉多，煮出的汤更清香诱人。

取老鸭500克，切块洗净后放在冷水锅中煮开，撇去血沫；酸萝卜半根，切小块后用清水多冲几遍，以免熬出的汤太咸；汤锅中放足量的清水，放鸭肉、酸萝卜，大火烧开后转小火煲2小时左右即可。

最后的汤色澄亮，微微的酸味中带着丝丝鲜甜，胃口大开，让人忍不住要多喝一碗。除了萝卜的搭配之外，鸭肉还可以同火腿、海参一起煲汤，《随息居饮食谱》说这样做"补力尤胜"。

老鸭汤要做好，食材的选择非常重要。现在市面上经常有将水鸭充当老鸭卖的现象，两者500克的价格相差就将近十元钱，一只就能多卖几十元，因此，购买老鸭擦亮眼睛很重要。在此分享妈妈曾经教过我的几个小窍门。

首先看毛色。好的老鸭毛色非常油亮，颜色灰暗，毛也较为硬；嫩鸭羽毛光洁鲜艳。其次用手摸鸭子的嘴部和胸骨。老鸭的嘴壳根部比较硬，胸骨摸上去也硬，嫩鸭则相反。老鸭胸肉更厚，颜色也更深些。再次看鸭脚的颜色和粗糙程度。老鸭脚皮粗糙，颜色深黄；嫩鸭脚色浅黄，也没有粗糙的脚皮。最后掂分量。老鸭基本都在1500~2000克，甚至还有更重的；嫩鸭相对个头小，重量轻。

不要忘记酸萝卜也是有讲究的。最好是自家酸菜坛子里泡了一个月以上的萝卜，如果担心酸萝卜泡久了会导致汤太咸，可以用沸水将萝卜煮一下，再放入锅内煲汤。

🥣 莲子鲜鸭

1.材料：鸭肉300克，莲子50克，盐、味精、葱、姜、米酒各适量。

2.做法：

（1）将莲子洗净，鸭斩成块。

（2）鸭块入水锅中烧沸，捞出洗净，放入碗中。

（3）加莲子、清水、盐、味精、葱、姜、米酒各适量，用保鲜膜封口，上笼蒸酥即可。

3.功效：益心补肾、健脾止泻、固精安神。

🥣 鸭肉炒口蘑

1.材料：鸭脯肉300克，口蘑200克，姜、蒜、尖椒各适量。

2.做法：

（1）将鸭脯肉切片，用姜、蒜、油、盐稍微腌制一会儿。

（2）口蘑洗净对半切开，尖椒切丝。

（3）起油锅，下鸭肉煸炒。

（4）当鸭肉八成熟的时候，下口蘑一起炒。

（5）沿锅边溜点水稍焖，口蘑、鸭肉熟后，下盐、生抽调味。

3.功效：增强免疫力，预防癌症。

🥣 虫草炖老鸭

1.材料：老公鸭1只，冬虫夏草12根，盐、葱、姜、料酒各适量。

2.做法：

（1）将老鸭洗净，放沸水中汆烫后捞出，夹净细毛。

（2）冬虫夏草洗净，与鸭子、葱、姜、料酒一起放入陶锅或砂锅中。

（3）加入浸没鸭子的清水，上笼蒸或直接用小火煨，至鸭肉酥透。

（4）加盐、调料调味即可。

3.功效：疗疾，为病后调理、体弱虚损之保健食疗。

秋季吃螃蟹，

补骨髓，利关节

　　《随息居饮食谱》云：甘咸寒。补骨髓，利肢节，续绝伤，滋肝阴，充胃液，养筋活血。

　　金秋时节，菊黄蟹肥，正是品尝螃蟹的好时节。这时的螃蟹异常肥美，"螃蟹上桌百味淡"，只有螃蟹的味道最香。秋季吃蟹，主要是指河蟹。河蟹，曾经在南方盛行；北方人更爱吃海蟹。但现在，无论地域，越来越多的人开始喜爱河蟹的美味了。"九月尖脐十月团"说的便是农历九月的雄蟹蟹膏丰盈，农历十月的雌蟹黄多油满，都是河蟹最好吃的时候。

　　螃蟹备受青睐，不只在于其味道鲜美，更重要的是它所含的营养对人体大有益处。中医认为，蟹有药用价值。《随息居饮食谱》记载：螃蟹"能补骨髓、滋肝阴、充胃液、养筋活血"。螃蟹的美味在于保留其鲜味，因此现在吃螃蟹最好还是清蒸。蒸熟后，配上用香醋与姜末、酱油调好的佐料。吃时，掀开蟹盖，蟹膏如玉，蟹黄似金，入口鲜而肥、甘而腻。

　　将螃蟹放在水中，用牙刷洗刷干净，并在水中浸泡2小时左右。入蒸锅中，大火上汽后蒸15分钟左右即可，具体时间视蟹大小而定。在处理螃蟹时，可以调制姜醋汁，生姜芳香辛辣，可以驱寒、解毒，醋能帮助消化，也有杀菌作用。而且姜醋汁用来蘸食螃蟹，味道更好。

　　蒸螃蟹的时间不宜太长，否则蟹肉水分流失，口感发干，香味也不足。大家品尝美味的同时，千万别忽视了健康。螃蟹的蟹黄胆固醇含量高，会增加患心血管疾病、糖尿病的概率。因此，吃蟹每次不要超过1只，一周最多吃3次。此外，螃蟹寒凉，多食容易伤及肠胃，尤其是本身脾胃虚寒的人，否则会诱发腹痛、腹泻。吃螃蟹时可以搭配黄酒，黄酒有活血暖胃的功效，可以去除螃蟹的寒气。吃螃蟹引发的不适，也有解法，《随息居饮食谱》说："中其毒者，紫苏、冬瓜、芦根、蒜汁，皆可解之。"

　　此外，吃螃蟹时有四个部位要扔掉。一是胃，即背壳前缘中央似三角形的骨质小包；二是肠，即由蟹胃到蟹脐的黑线；三是心，即蟹黄下的六角形小片；四是鳃，即长在蟹腹部如眉毛状的两排软绵绵的东西。这些部位既脏又无食用价值，甚至可能引发食物中毒。

　　河蟹中，现在市场上卖得最火的要数大闸蟹了，但它也最昂贵。因此，有些不法商家为牟取利益，用普通河蟹冒充大闸蟹。对于鉴别河蟹和大闸蟹，我是有妙招的，有一次我陪朋友去买大闸蟹，走到一个摊位前，朋友说要四只大闸蟹，那老板利索地从盆里捞出四只螃蟹，用麻绳一捆就要上秤，被我一下制止了。我对老板说，麻烦你一只一只称重，老板不乐意了，朋友也说，这多麻烦，一起秤不也一样吗？我不为所动，坚持要求一只只称，否则就不买，最后老板咕哝了几句，按我的要求称了，中途还给我换了一只螃蟹，说是给我个大点儿的凑个整数。

　　付完钱，我离开后才告诉朋友，我之所以这么做，是为了防止老板把河蟹冒充大闸蟹卖给我，因为只有每只100克以上的母蟹、125克以上的公蟹才能称为大闸蟹。要是几只螃蟹一起称，很容易混进小河蟹。

　　趁着这个机会，我还向朋友介绍了不少挑选螃蟹的窍门。

　　在挑选大闸蟹时，还要注意其形态，大闸蟹主要有四大特征：一是青背平滑有光泽；二是白肚，没有黑色斑点；三是黄毛，蟹腿的毛长而黄；四是金爪，蟹爪金黄有力。

　　而河蟹挑选时应注意的，一是蟹壳光亮；二是肚脐凸出、呈三角形的，一般都膏肥脂满；三是翻转蟹身，如果它能迅速翻回，说明新鲜，买后还可存放一段时间；四是挑选蟹钳上毛多的河蟹，肉质更肥硕。

海蟹蒸蛋

1.材料：海蟹1只，蛋3个，葱花、蒸鱼豉油、食用油适量。

2.做法：

（1）螃蟹洗干净后，切成块，蟹钳略拍，并入沸水汆烫3秒钟捞出。蛋打散，过滤掉杂质待用。

（2）汆烫螃蟹的水不要倒掉，过滤，降温到40摄氏度左右，不烫手待用。

（3）将蛋液与汆烫螃蟹的水按照1：2的比例搅匀，倒入排好螃蟹的深碗中，用保鲜膜密封，放入蒸笼中，蒸约12分钟至熟即可。

（4）小碗倒入蒸鱼豉油和油，微波加热，倒入蛋中，并撒上葱花即可。

3.功效：滋补五脏。

宫廷秘制蟹

1.材料：海蟹500克，肥肉100克，芫荽粒、蟹黄、面粉、姜末、葱花、盐、胡椒粉、花生油各适量。

2.做法：

（1）把蟹剥开去鳃，洗净切成件，蟹壳留用。把肉洗净，一半切成骨牌形，一半切成肉粒。

（2）把肉粒、芫荽粒、蟹黄，加姜末、葱花、盐、胡椒粉，再加面粉、少量水调成汁，放入蟹块沾上一层调料。

（3）炒锅烧热，加适量油，先把肥肉排在锅内，再把蟹件逐个放入锅中。

（4）用小火煎片刻，即可装盘。

3.功效：此法可用于治疗跌打损伤、体质虚弱、食欲不振等疾病。

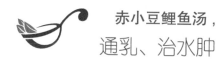

赤小豆鲤鱼汤，
通乳、治水肿

《随息居饮食谱》云：甘温。下气，功专行水，通乳，利小便，涤饮，止咳嗽。治妊娠子肿，敷痈肿、骨疽。可鲜、可脯。

鲤鱼在中国文化之中一直是个吉祥的象征，很多人家常将鲤鱼作为年夜饭中的重菜，寓意为"年年有余"。孔子的大儿子出生时有人送礼送了鲤鱼，"嘉以为瑞"，故而取名叫孔鲤。成语"鲤鱼跳龙门"，比喻中举升官等飞黄腾达之事，一跃龙门，就可身价十倍。

鲤鱼还是一味治病的药物，鲤鱼肉味甘性平，是利水消肿的良药。《随息居饮食谱》说它："下气，功专行水，通乳，利小便，涤饮，止咳嗽。"其实，早在唐代《千金要方》中，就记载了鲤鱼治疗水肿病的药方。不过，这道方子里除了鲤鱼外，还有一些性味猛烈的中药，不适合作为药膳给一般人服用，后来人们改用赤小豆与鲤鱼相配煮汤，发现治疗水肿的效果也不错。

说到利水消肿，很多人都知道赤小豆有利水消肿的作用，但鲤鱼为什么也能利水消肿呢？原因其实很简单：出现水肿的常见原因是低蛋白血症，即血液中蛋白质浓度低，而鲤鱼含有丰富的蛋白质。

有学生的家庭，也要把鲤鱼列入日常菜品。不一定非得吃肉，喝汤就能有很好的补脑效果。

我家中有个侄女，吃鸡蛋过敏，吃完就肚子痛。只是，日常生活中，鸡蛋是蛋白质的重要来源，如果不能通过鸡蛋补给，就要通过其他食材。

与鲫鱼、鲸鱼、草鱼、维鱼等其他常见的鱼相比，鲤鱼的蛋白质含量是最高的。虽然与牛肉、鸡肉相比，鲤鱼蛋白质含量要低些，但是鱼肉的优势在于其蛋白质很容易被人体吸收。据测算，人体对鱼肉蛋白质的消化吸收率高达94%，几乎是吃进去多少就吸收利用了多少。

赤小豆鲤鱼汤每家都会做，这里就不详细说做法，说一点儿经验。

做鱼最重要的是"鲜"，因此，买鱼时一定要注意，一定得是活鱼；其次，在煎鱼时要用6分热的油，温度太高，鱼皮就直接烂掉了，煮出的汤会非常浑浊；温度太低，鱼腥味就不能全部散出。

鲤鱼在营养和食疗方面如此"出类拔萃"，但还是有人不甚喜欢，其中一个主要原因是觉得它太腥。其实这是由鱼腹两侧的"腥线"造成的，只要在烹煮前将这两条细线一样的白筋去掉，烧出来的鲤鱼就只有美味，没有腥味。另外，王士雄在《随息居饮食谱》中亦有告诫："鲤鱼，多食热中，热则生风，变生诸病。"鲤鱼不宜多吃，凡患有顽固性皮肤病者，皆当忌食鲤鱼。

🥣 薏苡仁蒸鲤鱼

1.材料：鲤鱼1条，薏苡仁100克，陈皮、草果少许，姜、盐、味精、高汤各适量。

2.做法：

（1）陈皮用温水洗净，切成丝；草果去壳；薏苡仁用水浸泡2小时。

（2）鲤鱼洗净，把草果、陈皮、薏苡仁塞入鱼腹内。

（3）把鲤鱼放入盘中，加上姜、盐、味精、高汤，入笼蒸约1.5个小时，取出后去掉姜、草果、陈皮，装盘即成。

3.功效：鲤鱼有"家鱼之首"的称号，和薏苡仁相配有清热解毒的作用。

🥣 红烧鲤鱼

1.材料：鲜活鲤鱼1条，辣椒面、松蘑丝、精盐、酱油、姜片、大葱、花生油、味精、胡椒粉、芝麻油各适量。

2.做法：

（1）将鲜鲤鱼洗净，去鳞，去鳃，在腹剖处用刀划开，去内脏，洗净血沫，两边斜剂5刀。

（2）松蘑水发后，洗净泥沙，去蒂根，大葱去皮，洗净，均切成细丝；生姜洗净，去皮，切成片。

（3）锅内放入花生油，旺火烧热，稍冷却时，将整条鲤鱼下锅煎成两面成黄色，再烹入料酒，再依次放入辣椒面、松蘑丝、精盐、酱油、姜片，加适量水烧开，改小火焖熟，再放入葱白、味精，勾芡，加入芝麻油、胡椒粉，入盘即可。

3.功效：降低胆固醇。

🥣 葱烧鲤鱼

1.材料：鲤鱼500克，葱25克，姜、酒、醋、酱油、香油、油、白糖各适量。

2.做法：

（1）葱250克整理洗净，晾干备用，鲤鱼剖开洗净，用酒、白糖拌和，浸腌半小时，并上下翻动。

（2）在锅中烧热生油1小碗，将鱼放入油锅中煎香，另取一只锅，铺上一层鲤鱼，一层葱，鱼及葱交替完为止。最后把姜丝撒上。

（3）将浸鱼的全部调料倒入锅中，加锅盖，置文火上烧40分钟，最后淋上香油，便可盛盘上桌。

3.功效：补充蛋白质。

带鱼暖胃补虚，
增长记忆力

《随息居饮食谱》云：甘温。暖胃，补虚，泽肤。

估计对大多数人来说，家常菜才是最对胃口的，因为它不仅包含了平时生活的气息，还带有家庭温暖的感觉，让人惦念，让人回忆。吃一道熟悉的菜品，往往能回忆起与之相关的故事，想起一些人，很普通平凡，却温暖如春。

家常菜中的"糖醋带鱼"就是一道经典菜，带鱼的大众化、高营养、较为低廉的价格，广受大家欢迎，这也是妈妈做得最好的一道菜。

准备带鱼一条，处理干净之后切成4~5厘米的段，在表面上拍层薄薄的粉。刀背拍姜、蒜后切成末，大葱也切成末，一起放在碗中，加入适量的料酒泡上五分钟后过滤掉葱、姜、蒜。再把带鱼段放入过滤好的汁液里，15分钟后拿出来用厨房纸巾吸去表面的水，用六七成热的油将带鱼段炸成金黄色后捞出沥油。

这时，在料酒中加入适量的盐、糖、醋、生抽、胡椒调成料汁备用。再把沥好的葱、姜、蒜末爆香，下入刚才炸好的带鱼段翻炒一下，加入准备好的调料汁，加上盖煮上两分钟，再开大火收汁。

很多人初做这道菜时，会发现带鱼处理不好，会很腥，易碎。那如何能做好呢？在此给大家透露点小技巧。用淀粉腌制带鱼的时候要涂抹均匀，生粉和面粉按1:1混合。夏天做这道菜，腌制后要记得放入冰箱冷藏，且时间不宜超过3小时。此外，要注意带鱼本身含有盐分，烹饪的时候不要添加太多盐和生抽。

带鱼不仅风味俱全，更重要的是它的保健功效。王士雄在书中说道：带鱼味道略甜，有暖胃、补虚、美肤的作用。胃寒的人，可以多吃带鱼。

除了以上作用，带鱼还有舒筋活血、强心补肾、杀虫、润肤等功效，可用于治疗肝炎、厌食、肿瘤、皮肤干燥、产后缺乳、小儿疳积等症。

带鱼中丰富的卵磷脂，具有益智健脑、提高思维能力和记忆的作用。老人常吃带鱼，可延缓大脑萎缩，预防老年痴呆症；儿童常吃带鱼，有助于提高智力。

带鱼含有丰富的镁元素，对心血管系统有很好的保护作用，有利于预防高血压、心肌梗死等心血管疾病。

带鱼肉质细腻，更让人高兴的是没有泥腥味，因此处理起来相对简单很多。带鱼的购买也不用特别讲究，因为无论鲜带鱼还是冻带鱼都易于加工并可与多种食材搭配。带鱼的常见做法有清炖、清蒸、油炸、红烧，也可以做干锅、火锅以及多种西式、日式料理等。

🥣 香辣美味川式烧带鱼

1.材料：带鱼300克。调料：干辣椒段5克，大葱段5克，精盐5克，白糖30克，胡椒5克，醋15克，味精、料酒、花椒各少许，淀粉适量。

2.做法：

（1）带鱼去头、去尾、去内脏，洗净切成一指长的段，加姜、葱、料酒、胡椒粉少许，入味5分钟待用。

（2）锅内油烧至八成热时，下入腌好味的带鱼炸成金黄色，起锅待用。

（3）取一小碗，放盐、白糖、胡椒、醋、味精、料酒、花椒各少许，加淀粉，勾成芡汁。

（4）锅内下少许油，加入大葱段、辣椒段炒出香味，倒入炸好的带鱼，烹入勾好的芡汁，起锅装盘。

3.功效：辅助治疗白血病和癌症。

🥣 木瓜带鱼汤

1.材料：带鱼400克，木瓜200克，黑木耳20克，排骨200克，葱、姜、蒜、盐、白糖、胡椒、醋、味精、料酒、花椒各适量。

2.做法：

（1）木瓜洗净去皮，剖开去子，切块。

（2）黑木耳洗净，用温水泡软，去蒂，撕成大小适中的块状。

（3）排骨洗净切块，氽水捞起。

（4）带鱼洗净，腹内黑膜一定要刮净，沥干水，切5厘米的块状。热锅放两汤匙油，待油烧至七成热，下带鱼块和姜片，小火煎至两面微黄铲起。

（5）煮沸清水，放入所有材料，武火煮20分钟，转文火煲1.5个小时，下盐调味即可品尝。

3.功效：润肺舒脾，养肝补血，泽肤养发，丰胸催乳。

海参粳米粥，

延缓衰老

《随息居饮食谱》云：咸温。滋肾，补血，健阳，润燥，调经，养
胎，利产。凡产虚、痢后、衰老、旭屏，宜同火腿或猪羊肉煨食之。

说到海参，第一个想到的是其壮阳功效。八九十年代，买个海参还会不好
意思地遮遮掩掩，不让街坊看见。其实，海参的保健功效很多，它可以补血调
经，可以润燥生津，也可以养肾安胎。很早以前，海参就被人们视为滋补之珍
品，属于"海产八珍"之一，与鲍鱼、燕窝、鱼翅齐名。

我国古代的医籍记载了很多海参治病的经验。如《本草从新》说它可以
"补肾益精、壮阳疗痿"；《本草纲目》记载："海参可补肾、补血和治溃
疡"；《本草求原》说其"润五脏，滋精利水"；《随息居饮食谱》称："凡
产虚、痢后、衰老、旭屏，宜同火腿或猪羊肉煨食之。"根据这些记载，近代
中医认为，海参属于温补之物，补益作用强，可以补肾滋阴、壮阳益精、润燥
养血，对中老年人的健康长寿尤其有益。

为了食用及存储方便，我们更倾向于买干海参。那么，干海参应该如何泡
发呢？下面为大家介绍一个我家的老办法——用暖水瓶发海参，这种方法发制
出来的海参弹性高,韧性大，口感软糯，营养价值最高。

具体做法是：干海参用冷水浸泡两天，等到海参变软后用剪刀将它剖开，

去掉海参头部的沙嘴，冲洗后放入备好的暖水瓶中，加入开水，三四个小时后海参就发好了。一次用不完的话，可以将发好的海参放入冰箱冷藏或冷冻，随时取用即可。

海参虽被奉为补脑上品，但是怎么吃效果最好，大家却是意见不一。实际上，越简单的做法，其营养功效越好。一般来说，直接蒸着吃效果最好。考虑到口感，可以在海参泡发之后涂抹蜂蜜，再放进蒸笼里蒸5分钟左右，就可以吃了。

当然，有的人不喜欢清蒸且甜的食物，那么用海参煮粥也是一款不错的药膳佳品，适合中老年人中体质虚弱、精血亏损症的人食用。

取水发海参100克，剖析干净后切成小丁。粳米100克，洗净后与海参一起放入锅中，加水适量熬制成粥食用。

海参粥有补肾、益精、养血的作用，如果有肾虚尿频、神经衰弱、低热盗汗等症状，可以自己在家做点海参粥调养一下。肉末炒海参也是可以的，选三肥七瘦的肉，切成末后勾芡水，待肉末变色后，再加入酱油、水和少许糖，随后将发好的海参放入，用慢火煨至汤汁入味。

🥣 鸡丝海参汤

1.材料：鸡肉150克，海参100克，火腿肉25克，鸡汤500克，豆苗适量，生抽、味精、盐、酒各适量。

2.做法：

（1）先将海参浸水发好，然后洗净切丝，备用。

（2）鸡肉洗净切丝，用生抽、酒拌匀，备用。

（3）火腿肉切丝备用。豆苗洗净，沥干水分。

（4）往锅内倒入鸡汤，放入鸡肉，煮5分钟，再下海参丝、火腿丝，煮沸后加豆苗、生抽，等到再次滚开之后，加入味精调味即可。

3.功效：温中益气，补肾益精，滋阴降压，养血润燥。

🥣 海参羊肉汤

1.材料：海参50克，羊肉250克，生姜、葱、胡椒末、食盐各适量。

2.做法：

（1）将海参以40摄氏度温水泡软后，剪开参体，除去内脏，洗净，再用开水煮10分钟左右，取出后连同水倒入碗内，泡2～3小时。

（2）羊肉洗净，去血水，切成小块，加水适量，小火炖煮，煮至将熟的时候，将海参切成小块放入同煮，再煮沸15分钟左右，加入生姜末、葱段、胡椒末及精盐即可。

3.功效：海参、羊肉相配，补肾、益肾、养血的功效尤为增强，是滋补强壮的佳品，产妇食用，具有非常好的复体功效。

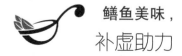

鳝鱼美味，
补虚助力

《随息居饮食谱》云：甘热。补虚助力，善祛风寒湿痹，通血脉，利筋骨。

提起鳝鱼，最难以忘怀的就是稻谷生长的季节，在月黑风高的晚上，爸爸穿上水裤，带着自制的大木钳子去水田里夹鳝鱼，基本上每次早上醒来，都会看见大水盆里有几条手指般粗的鳝鱼在滑动。

妈妈会在小河边处理好鳝鱼，拿回家切段，搭配葱、姜煮一锅鲜美的汤，我喝汤，弟弟吃肉，边吃妈妈边说，多吃点儿吧，多吃点儿长力气。我就说，为什么弟弟要多吃肉，又为什么吃肉就长力气。

爸爸就会讲起"大力丸"的传说。相传，这个世界上原本没有大力士的，只是一些人后来得到神的指示，说吃鳝鱼能够让人增加气力，变得力大无穷，所以这些人就经常以鳝鱼为食，慢慢地变成了大力士。古代医书《本经逢原》上所记载的"大力丸"，里面就用到了鳝鱼。鳝鱼的味道鲜美，而且刺少肉厚，吃起来比较细嫩，与其他淡水鱼相比，可谓别具一格。

学医之后便知道吃鳝鱼能长力气多少有些夸张，但如果换个说法，鳝鱼能滋养身体，却是实实在在的。《随息居饮食谱》说它："补虚助力，善祛风寒湿痹，通血脉，利筋骨。"鳝鱼所含的卵磷脂，不仅是脑细胞不可或缺的营养源，可以补脑益智，还可以抑制心血管疾病的发生。

除了上面的功效，鳝鱼最为人所称道的还是它在补血补气方面的表现。民间有"小暑黄鳝赛人参"的说法，小暑前后一个月的夏鳝鱼最为滋补味美，而且夏令时节人体的消耗相当大，如果再加上本身贫血或者病后体虚、年老体弱等，鳝鱼炖汤或清蒸后，不管是气还是血都可以很快补回来。

经期过后，女孩子多少会有点儿贫血的症状。但时下很多女性为了保持苗条的身材，不肯多吃一点儿东西，尤其是肉类，这样很容易营养不良。我有个朋友的女儿就是这样，饭量不大，也很少运动，听说天天敷面膜，但每次看见她，就有种泛黄的旧照片的感觉，瘦瘦小小，脸色蜡黄。朋友让我给她女儿开几服中药。我说，既然不爱吃保健品，中药也八成不会接受的。而且这种情况用食物调养也是可以的，比如鳝鱼炖汤。鳝鱼的营养价值高，脂肪含量却很低，不用担心发胖。而且，鳝鱼身体里丰富的维生素A，不仅可以使眼睛明亮，而且还有光泽皮肤的作用。女孩子听了这个方法，就不再拒绝了，隔三岔五吃一吃，一个月后气色好了很多。

有的人喜欢炖汤的时候放入一些中药材，比如用"补气圣药"黄芪搭配鳝鱼炖出的汤，贫血虚劳之人食之可补精髓、益气血。需要说明的是，中药材的食用需要去医院让大夫根据自身体质来开，切勿胡乱搭配。

🍲 蒜薹炒黄鳝

1.材料：黄鳝300克，蒜薹50克，红辣椒、姜、蒜各适量。

2.做法：

（1）黄鳝杀好切段，蒜薹从中间切开，分成两半再切段，这样切开的蒜薹不仅容易熟，而且更容易入味，吃起来口感也不太一样。红辣椒切丝，姜切片，蒜拍破。

（2）起油锅爆香姜、蒜，下鳝鱼段翻炒，烹入料酒再放少量的醋，炒几分钟后加入少量的盐与胡椒粉，淋上一点儿酱油炒匀出锅，利用锅内余油下蒜薹与红椒，炒至8分熟加盐调味后放黄鳝翻匀出锅。

3.功效：补脑健脑，增强免疫力。

🥣 清炖鳝鱼

1.材料：鳝鱼肉300克，芹菜100克，蒜、油、辣酱、葱姜蒜丝、盐、味精、香油、料酒、花椒粉、酱油、醋各适量。

2.做法：

（1）鳝鱼切成丝，芹菜和蒜切成小段。

（2）锅内加油烧热，下鳝鱼丝炒5分钟，烹入料酒略焖，加豆酱、葱姜蒜丝，再放盐、酱油烧开，小火烧2分钟，改旺火投入芹菜段，加醋、香油，下蒜、味精调味，最后撒上少许花椒粉即可。

3.功效：本汤有补气健脾、滋身强骨的作用。

第

6

章

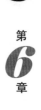

喝出健康好体质

新手妈妈奶水不足，
羊奶是最好的替代品

《随息居饮食谱》云：功同牛乳，专治蜘蛛咬毒，白羚羊者胜。

很多妈妈由于自身和外界的种种原因，无法坚持母乳喂养，这个时候，选择和母乳最为接近的羊奶可以帮妈妈们减少一些不能母乳喂养的遗憾，尤其是早产、体弱、易患病的宝贝，因自身抵抗力差，这个时候羊奶更能派上大用场。

《本草纲目》记载："羊乳甘温无毒，可益五脏、补肾虚、益精气、养心肺；治消渴、疗虚劳；利皮肤、润毛发；和小肠、利大肠。"

南朝齐梁时期医学家陶弘景说："羊乳实为补肾，故北方人食之多强健。羊乳还有润肤祛斑的功效，经常用羊乳涂擦皮肤，可以使皮肤变得光泽滋润。"中医一直把羊奶看作对肺和气管特别有益的食物。可见，羊奶的营养价值之高。

营养学专家介绍，羊奶在国际营养学界被称为"奶中之王"，羊奶的脂肪颗粒体积为牛奶的三分之一，更利于人体吸收，并且长期饮用羊奶不会引起发胖。羊奶中的维生素及微量元素明显高于牛奶，美国、欧洲的部分国家均把羊奶视为营养佳品，欧洲鲜羊奶的售价是牛奶的7倍。羊奶与牛奶一样有很高的营养价值和医疗价值。羊奶是最接近人奶的高营养乳品，羊奶的脂肪颗粒细小，仅为牛奶的1/3。现代营养学研究发现，羊奶中的蛋白质、矿物质，尤其是钙、磷的含量都比牛奶明显高；维生素A、B含量也高于牛奶，对保护视力、恢复体能有好处。

羊奶是乳制品中最接近母乳，营养成分最全、最易被人体吸收的奶品。

研究证实，婴儿对羊奶的消化率可达89%以上；羊奶的蛋白质结构构成与母乳基本相同，含有大量的乳清蛋白，且不含牛奶中可致过敏的异性蛋白。因此，任何体质的婴儿都可以接受羊奶，特别是胃肠较弱、体质较差的婴儿。同时，羊奶还富含母乳中才有的上皮细胞生长因子（牛奶中不含），临床证明上皮细胞生长因子可修复鼻、支气管、胃肠等黏膜，所以羊奶对患呼吸道、胃肠道疾患的婴幼儿，无疑是最佳食疗奶品。

羊奶乳糖分子小，乳糖含量较牛奶低，而且含有的三磷酸腺苷成分能够促进乳糖分解并转化利用，因此饮用后不易产生"乳糖不耐症"现象。

除了以上功效，对新手妈妈来说，羊奶对产后的皮肤和身材恢复都有帮助。

孕妈妈从准备怀孕，一直到怀孕3个月的准妈妈，除了应在饮食上注重蛋白质、维生素、钙、铁、锌等营养素的摄入外，还需要叶酸、DHA等以往没有被重视的营养素。而到了怀孕中、后期，由于宝宝生长发育较快，特别是骨骼发育迅猛，孕妈妈尤其需要摄入大量的蛋白质、脂肪、碳水化合物、矿物质、微量元素及维生素A、B、C，当然，为了促进胎儿大脑及视网膜的发育，DHA、牛黄酸、叶酸等也需要大量补充，这时候每天来一杯羊奶对孕妈妈和新手妈妈的身体都非常有益。

🥣 羊奶葡萄干吐司

1.材料：高筋面粉200克，羊奶粉60克，普通奶粉40克，鸡蛋1个，糖、食盐、黄油、酵母各适量。

2.做法：

（1）面粉、羊奶粉放入盆里，倒入酵母水揉成面团，发酵至2.5倍大。

（2）发好的面团加入糖、普通奶粉、盐，揉至光滑后放入黄油揉搓至面团可拉出大片结实的薄膜。

（3）揉好的面团排气，揉圆放一边松弛15分钟。

（4）松弛好的面团碾成长舌状，铺上适量葡萄干。

（5）再由上往下卷成圆柱形，卷好的面团放在吐司模里。

（6）再放到温暖处发至五分半满。

（7）烤箱200摄氏度预热，最下层用上下火加热15分钟即可。

3.功效：新手妈妈可作为早餐食用。

饭后喝绿茶，
可预防龋齿、牙周病、口臭

《随息居饮食谱》云：微苦，味甘而凉，清心神，醒睡除烦；凉肝胆，涤热消痰；肃肺胃，明目解渴。

与同事或者朋友交流的时候，发现自己有难闻的口气，会非常尴尬，口臭不仅让自己自卑，还能使别人"远离"你。

所谓口臭就是人口中散发出来的令别人厌烦、使自己尴尬的难闻的口气。别小看口臭这小小的毛病，它会使人（尤其是年轻人）不敢与人近距离交往，从而产生自卑心理，影响正常的人际、情感交流，令人十分苦恼。

半数有口臭问题的人都不会觉得自己有口臭。因为口腔后边的软腭部分是同鼻腔连在一起的，而鼻子闻不到口腔后部产生的气味，就是再强的气味也闻不到。自测口气的方法：将左右两手掌合拢并收成封闭的碗状，包住嘴部及鼻头处，然后向聚拢的双掌中呼一口气后紧接着用鼻吸气，就可闻到自己口中的气味了。

天热，不少减肥的人遭遇了口气的尴尬。因为胃中分泌的胃酸是用来分解食物的，如果吃的东西很少，胃酸只用于分解很少量的食物，那些无事可做的胃酸会令口气的味道发生改变。

另外，为了解暑，人们普遍喜欢吃冰冻食物，冰激凌、冰镇饮料，连西瓜也要冰上一会儿才吃，造成体内湿热，浊气上溢，口臭问题就出现了。

那么口臭怎么去除最简单呢？消除口气，简单的方法是将一小撮绿茶叶放入口中，细细咀嚼，绿茶叶有消菌的作用，能消灭形成口臭的主要细菌。虽然喝绿茶也会对消除口臭有帮助，但咀嚼绿茶叶具有更好的效果。但是如果光嚼绿茶叶的话，茶叶渣会留在您的口中，令人感到不舒服。因此建议茶叶与口香糖一同咀嚼，每天两至三次，不仅有助于口腔清洁，而且也可以尽快地消除口臭。

此处，为大家推荐一款养生茶，还你清新笑容。

莲子心绿茶：莲子心具有很好的泻胃火功效，绿茶则有很好的清热功效。每天取3克莲子心，绿茶包一个，用开水冲泡3分钟后饮用，每天坚持喝一杯，连续坚持7天后就能达到很好的去除口气的功效。

视个人喜好，一天喝2~5杯绿茶，建议在用餐完毕或吃了甜点之后饮用。但是，绿茶含有咖啡因，所以孕妇应该限量饮用。

🥣 绿茶苦瓜酿

1.材料：苦瓜1根，肉馅100克，绿茶5~10克，淀粉、食盐、胡椒粉、芝麻油、鸡精各适量。

2.做法：

（1）苦瓜切成2~3厘米长的段，挖去中间的子。

（2）用调味料腌制肉馅。

（3）苦瓜放入沸水中焯1分钟捞出放入凉水中。

（4）将苦瓜滤干水分，抹一些生粉，将肉馅填入苦瓜中。

（5）蒸锅内水开后，放入步骤（4）中的苦瓜蒸5分钟。

（6）蒸苦瓜的过程中，准备好绿茶水。

（7）苦瓜蒸好后，将苦瓜盘中的水倒出来，绿茶水倒入锅中，放适量盐和鸡精，再放少量的淀粉水调成芡汁，淋在苦瓜上即可。

3.功效：清胃火，除口臭。

🥄 绿茶鲜虾

1.材料：鲜虾200克，绿茶10～15克，生姜2片，蒜1瓣，食盐、生抽、白糖、料酒各适量。

2.做法：

（1）买来的虾去掉虾线、虾头、虾脚后洗净备用。

（2）用料酒腌制处理好的虾5分钟。

（3）绿茶用中等热水泡开后将茶叶滤出，控干水分，切点姜、蒜片。

（4）锅里倒少量的油，加热后将茶叶倒入，用中小火翻炒出香味后捞出备用。

（5）锅里重新倒点油爆香姜、蒜片。

（6）爆香后把腌好的虾倒入锅内。

（7）翻炒变色之后加入生抽、料酒、盐和白糖适量，炒匀。

（8）调料汁烧得差不多快干的时候，倒入2勺刚才泡好的绿茶，继续翻炒。

（9）等茶香味出来后，把先前炒好的茶叶倒进去快速翻炒出锅就可以了。

3.功效：解腻，助消化，防止脂肪堆积，消除口腔细菌。

🥄 蜂蜜薄荷茶

1.材料：薄荷叶5克，绿茶3克，蜂蜜一大勺。

2.做法：

（1）将新鲜的薄荷叶摘下后，洗干净，沥干水分和绿茶放在干净的纱布里。

（2）包裹好后，用白线扎紧，放在容器里，加入适量的冰糖。

（3）倒入200克的沸水。

（4）浸泡直到茶水冷却，拿出包裹着薄荷和绿茶的纱布袋，加入一勺蜂蜜搅拌均匀即可。

3.功效：润肠通便，安神解腻，抑制口腔细菌。

酒肉之后喝普洱，
解腻消食降血脂

《随息居饮食谱》云：味重力峻，善吐风痰，消肉食。

《本草纲目》记载，普洱茶同时具有清热、消暑、解毒、消食、去肥腻的功效，能够帮助消化胃部的积食，使脂肪、糖分正常消耗。云南普洱茶的功效很大一部分是依靠其后的发酵。

普洱茶去脂消食、润肠通便的药理特性吸引了无数便秘患者，中年发福者更是离不开普洱茶。春季喝普洱茶的时候加几朵菊花可以预防上火。

都市生活、工作紧张，压力大，饮食不规律，胃病普遍，气血偏虚。普洱茶是养胃、补气之良品。其中的咖啡因可陈放发酵，茶性中和，喝后不会兴奋。

天气冷了，吃羊肉可益气补虚，促进血液循环，增强御寒能力。但有人习惯吃羊肉后喝茶解腻，实际上喝茶，特别是绿茶，容易引起便秘。羊肉蛋白质含量很高，而茶叶含有丰富的鞣酸，两者结合影响消化吸收。而普洱茶的鞣酸含量较低，而且普洱茶味苦，能解油腻、通便。因此，吃完羊肉喝茶首选普洱茶。

以茶入菜，是茶文化的延伸。茶有许多种，为什么一定要选普洱茶？一是因为刚过完春节，人们吃肉食较多，本来就该多喝点儿普洱茶，去肥腻以调理不适的肠胃。普洱茶属后发酵茶的一种，具有降血脂、减肥、暖胃、生津、助消化、解毒等多种功效。按以上所说的以茶入菜、入点心的方法做出美食，其所具有美味之外的功效自然是很吸引人的。

如茶汤入菜有普洱茶猪手，是用普洱茶汤入卤水浸卤而成，有肥而不腻、嫩滑、清爽的特别口感。另外还有普洱茶香肉、普洱茶东山羊、普洱豉油鸡等，这些菜因为加入普洱茶，茶叶含有茶碱，茶碱能去肥腻，增加了肉质的爽滑度，有肥而不腻的特点。还有的以普洱茶汤入海鲜，能去其腥味，像远年普洱梅子焗风鳝、珍藏普洱沙姜炒水鱼等美食，深受食客的欢迎。

好的普洱茶特有的"甘、甜、香、化、滑"韵味，和其所具有的明显保健功效，成为越来越多人的追求。加入普洱茶制作出的种种美食，自然也就有一种独特的魅力。

以茶入点心，行家认为能够增加食品的爽滑度，同时又能助消化、温胃、醒酒、降血脂等，是十分好的保健食品。如将茶汁和入面粉中，可以包出里外皆有茶料的茶叶水饺。还有茶面条、茶粽子、茶布丁、茶饼干、茶月饼、茶冻、茶软糖、茶冰激凌等，五花八门，风情多样。

普洱茶汤入点心更能体现茶的巧妙运用。如竹叶普洱茶香枣、普洱糯米饼、龙团凤饼等点心食品，入口就能品尝到普洱茶的陈香味，使糯米制品更具软滑而不黏牙的口感。

另外，医学研究证明，普洱茶具有减肥、降脂、降胆固醇与防癌等功能，普洱茶的防癌保健功能已经被医学界证实。普洱茶去脂消食、减肥瘦身的药理特性吸引了无数爱美塑身族，中年发福者更是离不开普洱茶。热饮肠胃舒适，对便秘、尿频的疗效最佳。普洱茶补气固精，对于男性阳痿、前列腺炎也有很好的效果。

通常情况下，人们通过节食减肥就能瘦下来，一不注意，体重就会回到原来的状况，出现所谓的"反弹"现象。研究人员发现，这是因为不运动光靠节食来减肥，会使肌肉变细，导致基本的卡路里消耗量减少。因此，即使正常的饮食量也会造成卡路里过剩，从而引起反弹。而饮用普洱茶对减肥的效果很持久，不容易反弹。

普洱茶为什么能轻身呢？中医认为：肥胖的病因是"湿""痰""作带"等引起，因此，轻身食品多以健脾胃、利湿、利水为最佳，而云南普洱茶有清热利水、化痰消食、温养脾胃的作用，深受人们喜爱。

🥣 普洱红烧肉

1.材料：五花肉500克，普洱茶15克，生抽、食盐、冰糖、葱、姜各适量。

2.做法：

（1）普洱茶泡出深茶汤一大碗，茶叶用纱布包起来待用。

（2）五花肉洗净，用刀刮去皮上的毛和油脂，切成2厘米左右见方的块状，五花肉冷水下锅，水开后再煮10分钟左右。

（3）准备好调料：葱、姜洗净切好，另备1汤勺生抽、2茶勺盐和2汤勺冰糖，将五花肉捞出，冷水冲去表面浮沫。

（4）另置锅，锅底铺上姜片和葱段，放入红烧肉。

（5）倒入茶汤和调料，汤最好与肉略平，一次加足，后面加水会影响肉的口感，大火烧开后，转小火烧2小时左右，收干汤汁，汤汁浓稠即可。

3.功效：美味可口，消食解腻。

🥣 乌梅陈皮茶

1.材料：陈皮5克，乌梅三四个，普洱茶10克，水适量。

2.做法：

（1）将陈皮与乌梅洗净，乌梅剪开。

（2）普洱茶放入茶壶中，冲入沸水。

（3）第一道冲洗，让茶叶吸水舒展，熟茶去掉前两道再喝。

（4）陈皮与乌梅再加入茶壶中，盖住，焖5~7分钟即可。

3.功效：去油腻，消积滞，降低胆固醇。

🥣 菊花普洱茶

1.材料：菊花5克，普洱茶5克，冰糖、水各适量。

2.做法：

（1）在茶壶中倒入少许开水温壶洗茶，再用洗茶水烫杯消毒，如此一两次。

（2）将普洱茶饼轻轻掰开，和菊花、冰糖一起放入茶壶中。

（3）倒入开水，冲泡五分钟，即可饮用。

3.功效：清热去火，解腻。

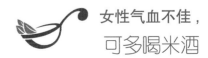
女性气血不佳，可多喝米酒

《随息居饮食谱》云：甘温，补气，养血，助运化，充痘浆，多饮亦助湿热，冬制者耐久藏。

米酒，即醪糟中的汤汁，米散汤清，蜜香浓郁，入口甜美，含有丰富的多种维生素、葡萄糖、氨基酸等营养成分，饮后能开胃提神，并有活气养血、滋阴补肾的功能，产妇和妇女经期多吃，尤有益处，是老幼均宜的营养佳品。具体来说，米酒的功效与作用如下。

对畏寒、血瘀、缺奶、风湿性关节炎、腰酸背痛及手足麻木等症，以热饮为好；对神经衰弱、精神恍惚、抑郁健忘等症，加鸡蛋同煮饮汤效果较佳；米酒能够帮助血液循环，促进新陈代谢，具有补血养颜、舒筋活络、强身健体和延年益寿的功效。

产妇血瘀、腰背酸痛、手足麻木和震颤、风湿性关节炎、跌打损伤、消化不良、厌食烦躁、心跳过快、体质虚衰、元气降损、遗精下溺、月经不调、产妇缺奶和贫血等病症大有补益和疗效。

米酒还能同肉中的脂肪起酯化反应，生成芳香物质，使菜肴增味。米酒的这些去腥、去膻及增味功能，在菜肴烹制中广为人们采用。西方人喜欢吃中国菜，这与米酒的调味功能独特，被中国人首先发现并巧妙地加以采用不无关系。

米酒有助于促进血液循环和新陈代谢，可以帮助女性补血养颜，活络筋骨，助强身，利于延年益寿。有腰酸背痛、风湿性关节炎、手脚麻木、震颤、消化不良、跌打损伤、心跳过快、体质弱、烦躁、厌食、月经不调、贫血、血瘀或者是缺奶的产妇都可以食用米酒，对症状会有很大的缓解作用，补益的效果非常好。米酒具有补养气血、助运化、健脾、益胃、舒筋活血、祛风除湿等功能。常饮米酒，皮肤润滑光泽，产妇和妇女经期饮用，尤有益处。日本科学家还发现米酒中的一组酶抑制剂有增强记忆的作用。

通常补气血我们会食用红枣、当归、人参等经典的补血食品，除了这些之外其实还有一些食品也有助于补气血，例如米酒一类的食品，如糯米酒、甜酒、江米酒等，这些米酒食品不会对胃造成伤害，除了可以补血、补气，还有助于补肺虚和肾虚，增进食欲和促进消化。尤其是女性适当地食用一些米酒，补气血，养颜又调经。

研究发现，米酒为人体提供的热量是啤酒的4倍左右，是葡萄酒的2倍左右。米酒含有10多种氨基酸，其中8种是人体自身不能合成而又必需的。每升米酒中赖氨酸的含量比葡萄酒要高出数倍，为世界其他营养酒类中所罕见。米酒具有补养气血、助消化、健脾、养胃、舒筋活血、祛风除湿等功能。明代李时珍《本草纲目》将米酒列入药酒类之首。

米酒可以直接作为下菜的饮品，开瓶生饮，也可以加热后饮用。具体来说，对消化不良、心跳过快、厌食、烦躁等症，生饮疗效比较好；对畏寒、血瘀、缺奶、风湿性关节炎、腰酸背痛及手足麻木等症，以热饮为好；对神经衰弱、精神恍惚、抑郁健忘等症，用米酒煮荷包蛋或加入部分红糖，是产妇和老年人的滋补佳品；对月经不调、贫血、遗精、腹泻和元气降损等症也有作用。

如何才能每天都看上去面色红润、富有光泽？其实，好气色不仅能吃出来、睡出来，还能喝出来。传统医学认为：酒为水谷之气，性热味甘辛，有舒筋活血、温经散寒的作用。现代医学研究也证实，适量饮酒，可以加快血液循环，促进人体新陈代谢，从而达到美容养颜、祛斑抗皱的目的。

米酒在传统制作工艺中，保留了发酵过程中产生的葡萄糖、糊精、甘油、碳酸、矿物质及少量的醛、脂，其营养物质多以低分子糖类和肽、氨基酸的浸出物状态存在，容易被人体消化吸收。

米酒甘甜芳醇，温中益气，补气养颜。糯米经过酿制，产生了更易于被人体吸收的葡萄糖、糊精、醋酸、矿物质等营养物质，常饮可使皮肤润滑光泽，产妇和妇女经期饮用，尤有益处。枸杞子滋补肝肾，鹌鹑蛋含有丰富的蛋白质、B族维生素和维生素A、E等，与米酒一起煮，会产生有利于女性皮肤的酶类与活性物质，每天一碗，使脸色更加滋润动人。产妇每天坚持食用，不但保证拥有优质的乳汁，皮肤也会越来越好。

🥣 米酒南瓜红枣汤

1.材料：南瓜200克，红枣15枚，米酒100克，红糖适量。

2.做法：

（1）红枣洗净用清水浸泡片刻。

（2）锅中加入适量的清水，放入红枣煮。

（3）南瓜去皮切块。

（4）红枣煮上10分钟后加入南瓜继续煮至熟烂。煮的过程中，把上面的浮沫撇掉。

（5）然后加入米酒煮2分钟。

（6）加入红糖调味，煮开即可关火食用。

3.功效：补养气血。

🥣 酒酿桂花丸子

1.材料：米酒250克，糯米丸子100克，桂花酱、白糖各适量。

2.做法：

（1）汤锅加水煮开，将糯米丸子下锅。

（2）煮至糯米丸子微要浮起，再将米酒下锅。

（3）煮至汤底要开时，再将桂花酱下锅。

（4）加适量白糖提味。

（5）最后煮至糯米丸子全都浮起即可关火。

3.功效：开胃健脾，补气和血。

糯米酒煮鸡蛋

1.材料：米酒200克，面粉手抓一把，鸡蛋1个，枸杞10粒。

2.做法：

（1）把米酒倒入煮锅（不用铁锅），倒入适量温水，用中火慢慢烧开。

（2）烧开后，倒入枸杞，把面粉慢慢画圈式地撒入米酒中，边撒入边用筷子顺时针搅拌米酒。

（3）小火慢煮开，煮时一定要用筷子搅动，以免面粉在沸水中结成小疙瘩。

（4）打入一个整鸡蛋煮熟，酒汁渐浓时即可关火。

3.功效：健脾养胃，滋阴。

第
7
章

调味品里的健康密码

麻油，
润燥护肤、预防贫血的油料佳品

《随息居饮食谱》云：甘凉。润燥，补液，息风，解毒杀虫，消诸疮肿。烹调肴馔，荤素咸宜。诸油惟此可以生食，故为日用所珍，且与诸病无忌。

说事情很小、无关紧要，人们常用"芝麻大绿豆小"来形容。从个头上看，芝麻的确很小，可就是这么小小的芝麻，却有着大大的养生功效。古代养生学家陶弘景就曾高度赞美芝麻："八谷之申，惟此为良，仙家作饭饵之，断谷长生。"可见，芝麻的养生功效确实非同一般。芝麻有黑白两种。食用以白芝麻为好，药用则以黑芝麻为佳。所以，我们接下来讲的都以黑芝麻为主料。

自古以来，一直就有关于服食芝麻可返老还童、长生不老的说法。长生不老当然是不可能的，但倘若肌肤细嫩光滑、有弹性，头发乌黑光亮，不会便秘，身轻如燕，筋骨强健……这些算不算是长葆青春、不衰老呢？要达到这个目的并不难，黑芝麻瘦肉汤就是一道非常好的抗衰老食谱。

经常处于减肥状态的人由于营养摄取量不够，皮肤会变得干燥、粗糙。黑芝麻具有养血的功效，而且含有防止人体发胖的物质，所以在减肥的同时配合食用黑芝麻，可令皮肤细腻光滑、红润光泽。中老年人的皮肤因表层油脂减少而显得干燥，也可以通过进食黑芝麻使其"鲜亮"起来。

黑芝麻还富含维生素，能减少皮肤发生感染的概率，还可以改善皮肤弹性，延缓皱纹的产生。这样，皮肤就能更显年轻，延迟衰老。

讲完润肤，再来看看养发。黑芝麻含有头发生长所必需的脂肪酸、硫氨基酸以及多种微量矿物质，能有效地防止头发脱落，有助于头发恢复乌黑亮丽。需要注意的是，黑芝麻对身体虚弱、早衰而导致的脱发效果较好，对药物性脱发、某些疾病引起的脱发也有一定疗效，但如果是脂溢性脱发，用黑芝麻治疗就没有效果了。

至于能润燥通便，这是因为黑芝麻的脂肪含量甚多，滑肠效果明显。黑芝麻还有强大的抗氧化能力，能有效消除人体的有机自由基、过氧化物，达到抗衰老之效。

看到黑芝麻有这么多的好处，您会不会觉得以前吃的黑芝麻太少了？养生什么时候都不会迟，如果觉得这道汤有点儿麻烦，其实还有更简单的吃法，就是将黑芝麻磨碎，冲水、喝茶、煮粥的时候放点儿进去，都可以收到成效。

人一旦步入中老年，很多毛病就跟着来了。除了上面讲到的皮肤、头发、衰老等问题，还有一个问题也是经常出现的——记忆力下降，严重起来还会发展至老年性痴呆、血管性痴呆。如果能吃一些芝麻核桃粥，不仅可以防治老年痴呆，还有控制血糖之效，非常适合老年人食用。

黑芝麻虽然有抗氧化、降脂、降血压以及扩张血管之效，但对于控制血糖却没有什么调控作用。在这道粥里，控制血糖的任务交给了桑叶。桑叶含有一种生物碱成分，可减少人体对糖分的吸收，达到控制血糖的效果。核桃有健脑益智之效，对于因自然衰老而引起的记忆力下降有很好的防治效果。所以，黑芝麻、核桃、桑叶这三种食材相互搭配可以说是互取所长，优势互补，对于老年性痴呆很有食疗的价值。

日常生活中，人们吃的多是芝麻制品，主要是芝麻酱和香油，但要更好地发挥出芝麻的养生价值，还是吃原本的芝麻比较好。我们不建议吃新鲜的芝麻，新鲜芝麻必须经过高温焙炒，其抗氧化等功能才能达到最高。另外，芝麻仁外面有一层稍硬的膜，只有把它碾碎，营养素才容易被肠道吸收。所以，熟芝麻在服用之前，最好磨碎。

🥣 凉拌海蜇头

1.材料：黄瓜200克，海蜇头200克，盐、酱油、麻油、醋各适量。

2.做法：

（1）黄瓜切丝，放盐进味。

（2）将海蜇头泡发。

（3）海蜇切丝。

（4）海蜇头与黄瓜放入酱油、麻油、醋一起搅拌。

3.功效：降低胆固醇，预防动脉硬化。

🥣 莼菜鲫鱼羹

1.材料：鲜鲫鱼4条，莼菜150克，麻油1勺，葱、姜、蒜末各10克。

2.做法：

（1）将鲫鱼去鳃、内脏、鳞，洗净。

（2）莼菜去杂质，洗净切小段。

（3）鱼放锅内，加水适量，煮熟捞出，拆下鱼肉，鱼汤倒出待用。

（4）锅内放猪油烧热，下入葱、姜、蒜煸香，放入鱼肉、莼菜、酱油、白糖、精盐、鱼汤烧至入味，用湿淀粉勾芡，出锅装碗，淋入麻油即成。

3.功效：清热利水，消肿。适用于身体瘦弱、消化不良、乳汁少、乏力、黄疸、痈肿、营养不良性水肿等病症。

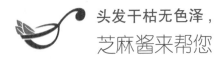

头发干枯无色泽，芝麻酱来帮您

　　一句悠长的叫卖声，把我们带到了遥远年代的南方小镇。天色近晚，灯光摇曳，一对挑担的母女向小巷的深处走去。听见叫卖声的小男孩再也坐不住了，他推开大门，探出头去，深吸着飘来的阵阵香气。小姑娘全神贯注地研磨着芝麻，热情的大嫂忙前忙后，照顾着食客，大锅里，浓稠的芝麻糊不断翻滚，热气腾腾。小男孩不停地搓着小手，已经有些迫不及待了。芝麻糊熬好了，小男孩把头埋到碗里，忘情地吃了起来，甚至连碗边都被他舔得干干净净，引得一旁的小姑娘情不自禁地发出了笑声。大嫂心生爱怜，给小男孩又添上一勺，并轻轻擦去他嘴角残余的芝麻糊。小男孩默默地抬起头来，目光中带着一丝羞涩、一丝陶醉、一丝感激……

　　"一股浓香，一缕温暖。"这段意蕴悠长、温馨怀旧的电视广告，给我留下了极为深刻的印象，虽历经十余载而难以忘怀。很多人对黑芝麻糊的认识和了解，也正是从这段经典广告开始的。

　　光阴荏苒，岁月如梭，当年在广告的叫卖声中成长的年轻人，如今很多已渐近中年，浓密的秀发变得稀疏，乌黑的鬓角泛起了霜花。记忆中的叫卖声日渐模糊，但那一碗香浓的芝麻糊却越来越清晰，开始真真切切地走进了我们的生活。

　　黑芝麻是黑芝麻糊的主要原料，它不但味道极佳，而且具有很好的医疗作用。中医认为，芝麻味甘、性平，有补血、润肠、养发等功效，适于治疗身体虚弱、头发早白、头晕耳鸣等症状。在芝麻糊中加入适量薏仁，则可以消除粉刺、蝴蝶斑等，使人的皮肤变得光泽细腻，从而达到极好的美容效果。

黑芝麻糊用料简单，营养丰富，口感细腻，气味香浓。一天一碗黑芝麻糊，可以让我们的头发更加乌黑，让我们的肌肤越发白皙。

一句叫卖声，唤回我们的记忆，一碗芝麻糊，留住我们的青春……

小叮咛：

（1）黑芝麻和薏仁、糯米、花生的调配比例是：2∶1∶1∶1。

（2）炒杂粮时要用小火，以免炒糊。

（3）薏仁较硬，研磨时间需要长一些，才能磨碎。

（4）研磨芝麻时，一次不要装太满，否则机器带不动，时间磨长了，会出芝麻油。

🥣 生焖狗肉

1.材料：带骨狗肉1500克，蒜苗90克，陈皮3克，鸡汤1500克，姜片、蒜泥、辣椒、盐、味精、红糖、酱油、豆瓣酱、芝麻酱、花生酱、料酒各适量。

2.做法：

（1）狗肉切小块，蒜苗切段，辣椒切丝。铁锅置火上，烧热后下入狗肉炒干水分取出。

（2）铁锅烧热，放入花生油，油热后，放入蒜泥、豆瓣酱、芝麻酱爆炒，再下姜片、蒜苗、狗肉、料酒、鸡汤、盐、陈皮、酱油、红糖，烧沸后倒入砂锅炖熟(不要开盖)，食前加味精调味。

3.功效：温肾散寒，壮阳益精。适用于阳痿、夜尿频数、四肢冰冷等阳虚症。

日式荞麦面

1.材料：荞麦面1把，柴鱼汤50毫升，芝麻酱20毫升，酱油、海苔丝、黄瓜丝、蛋丝各适量。

2.做法：

（1）荞麦面氽烫熟，捞出、冲凉后备用。

（2）把柴鱼汤、芝麻酱、味酥和酱油混入容器，搅拌成浓稠状。

（3）将新鲜黄瓜、海苔和蛋皮，均匀地切成丝状，铺放在面条上，洒上芝麻提味。

3.功效：细滑爽口，增强心肌功能。

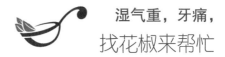

湿气重，牙痛，
找花椒来帮忙

《随息居饮食谱》云：辛温。调中下气，除湿杀虫，止痛行癖，解鱼腥毒。

花椒有两大功效：第一个去湿气。所以，北方人做菜不大用花椒。什么地方人最爱用花椒呢？四川，因为那里湿气重。四川是个盆地，空气中的湿气捂在里头出不去，于是四川人就用花椒去湿气。花椒去湿气的作用，在调料里头是最强的。

应该什么时候用花椒呢？可以夏天用，因为夏天湿气偏重，而且夏天吃凉菜比较多，花椒正好适合拌凉菜。秋冬天气比较干燥，可以少用花椒。

其实，古时候花椒不仅是川菜的调料，全国人民都在吃花椒，连做个馄饨都要往馅里加花椒，认为这样才够鲜。为什么后来逐渐改了呢？可能还是气候改变的原因。以前的中原气候比现在潮湿，天气也冷得多，所以大家都喜欢吃花椒。

对于现代人来说，虽然外界环境可能不那么潮湿了，很多人还是需要花椒来调理一下，因为我们体内的湿气重了。为什么呢？第一是不爱运动，总是坐着，体内的水分堆积了；第二是爱吃补品，特别是一些比较昂贵的补品，这些补品往往很滋腻，不好消化，补过头了。长期过这样的生活，就会导致人们所说的一些富贵病。所以，我建议大家，特别是一些养尊处优的人士，还有办公室一族，做菜的时候都可以经常放一些花椒来去去湿气。有些朋友不习惯吃花椒，一看见菜里有花椒就不愿意动筷子，怕一不小心吃到一粒花椒，麻得受不了。我有个办法，你可以试一试。

炒菜的时候，先不要放油，在锅里放几粒花椒，开小火，把花椒干焙一下。等花椒的香味出来了，再放油，依然是小火，把花椒稍微炸一下。然后，用漏勺把花椒捞出来。留下油，再开大火炒菜。这样炒出来的菜，吃不出麻味，又比平常的做法增添了香味。经常这样做，慢慢习惯了以后，就可以增加花椒的用量了。我就是用这个方法，让害怕花椒的人爱上了花椒。

现在的花椒是平常调料，而在古代它曾经是珍贵的香料，古人用它做酒来祭祀神灵。后来逢年过节的时候，也要喝花椒酒。宋人有诗自怜：椒酒难医百病身。那时候的人喜欢用花椒酒来避邪祛病，如果是病到了连花椒酒都不能医的地步，就只能叹息自己无药可救了。

花椒酒是把花椒泡在白酒里制成的，可以散风寒、祛风湿、化瘀通络，它还有一个好处：含在嘴里能缓解牙痛。

记得大学的一个暑假里，我和高中同学结伴去四川旅游。一天，有一个同学突然牙痛，他一边用手敲击发痛的牙齿，一边急忙请我这个还没毕业的医学院学生想办法治疗。

我让他张开嘴给我看看，牙齿上没有洞，估计只是牙龈炎而已，于是我先给他按压手上的合谷穴。他是右边的牙痛，我就给他按压左手上的合谷穴。中医对合谷穴的描述是"面口合谷收"，也就是说面口部的疾病可以通过合谷穴来治疗。这样按压了5分钟左右，同学的牙痛便减轻了许多。

不过，光按合谷穴还是不够的，这个方法只能止痛，所以我一边继续帮他按压合谷穴，一边让其他同学去买点儿花椒和一瓶白酒。买回来后，我让同学把大概10克的花椒倒进茶杯里，倒入半杯开水，再盖住泡上5分钟，然后倒入50克白酒，再盖住（避免有效成分挥发，降低药效），等其冷却并过滤掉花椒后，就让牙痛的同学喝一口含在嘴里。我在一旁指点他，像平时漱口一样，一会儿低头，一会儿仰头。如此这般又过了10多分钟，吐掉酒后，他突然惊呼起来，说牙齿已经完全不疼了。

当晚我又让他继续照这个方法做，每小时一次，到睡觉前他一共漱了3次。他当晚睡了个好觉，没有被牙痛所困扰。

这个方法之所以有效，主要靠的是花椒。古代就有记载，说它能治疗牙痛，如《神农本草经》记载：花椒"味辛、温，主治风邪气，温中，除寒痹，坚齿明目"。花椒有麻醉作用，液体里花椒浓度达到20%，麻醉效果甚至可以与真正的麻醉药如普鲁卡因等相近。除此之外，花椒还含有能消炎止痛、抑制局部炎症反应的成分，而且花椒里含有的挥发油对6种以上的细菌、11种以上的真菌都具有较好的抑菌、杀菌作用，对牙龈炎之类的感染性牙病，自然就可以起到治本的作用了。顺便提一下，两面针中药牙膏含有的中药两面针，其实和花椒一样，同属于芸香科花椒属植物，系出同门。

有读者可能会问，如果主料是花椒，那么用花椒直接泡水，或者煮水不就行了吗？白酒是否可以不用了呢？我建议最好还是用白酒，因为白酒除了本身有杀菌消毒的效果外，还因为其中含有的乙醇能更好地把花椒里的成分溶解出来，从而更大限度地发挥作用。

其实，牙痛主要是因为没有注意口腔卫生，导致牙龈发炎，引起疼痛。去医院治疗，基本上也是根据抗菌、消炎、止痛的原则采取治疗措施。花椒白酒这个方法正符合这个原则，所以对于大多数牙痛都有效。但是，如果是牙髓炎引起的牙痛，由于病根是在牙齿里面，含漱花椒白酒就很难进入牙齿内部，这个偏方的止痛效果也就大打折扣了。

如果家里一时找不到花椒和白酒，用陈醋漱口也能应急。另外值得一提的是，有时候牙痛并非由牙齿本身引起，特别是老年人如果突然牙痛，家属要想到有可能是心绞痛甚至心肌梗死。心脏缺血引起疼痛时，患者有时并不会感觉胸口不适，却会感到牙痛、喉咙痛或者胳膊痛。鉴别起来并不难，这种心脏疾病引起的牙痛，针对牙齿局部治疗是没效果的，如果含一片硝酸甘油片不能迅速缓解牙痛的话，千万不要忘了心源性牙痛的可能，要及时去医院治疗。

🥣 花椒醉鸡

1.材料：鸡腿2只，绍兴酒500毫升，花椒15克，盐、老姜、香菜段各适量。

2.做法：

（1）大火将炒锅烧至红热，放入盐不停翻炒，至颜色变深，再放入花椒同炒，至花椒飘出香味、变熟色，放凉备用。

（2）鸡腿洗净，用炒过的花椒盐抹匀鸡腿，用保鲜膜包好，放入冰箱保鲜层腌3～4小时，使之入味。

（3）烹饪前取出鸡腿稍放置，使鸡腿接近室温，用水冲去表面的花椒盐。

（4）煮锅中放入适量清水，大火烧沸后将鸡腿放入，改小火慢煮20分钟，然后取出，放入事先准备好的冰水中漂凉。

（5）将鸡腿沥干水分，剁成适口的块，加入绍兴酒，使酒完全浸没鸡肉，浸泡8～12小时，食用前撒入香菜段即可。

3.功效：开胃消食，补充营养。

🥣 花椒红糖饮

1.材料：花椒12克，红糖30克。

2.做法：

（1）将花椒清洗干净，沥干水分。

（2）中火加热小煮锅中的400毫升水，将花椒放入，待水烧开后，转小火继续加热25分钟，直至水量减少至250毫升，在花椒水中加入红糖，搅拌均匀，即可饮用。

3.功效：帮助产妇回奶。

心情不好致溃疡，
常喝玫瑰茉莉花茶

《随息居饮食谱》云：玫瑰，甘辛温。调中，活血，舒郁结，辟秽，和肝。茉莉，辛甘温。和中下气，辟秽浊，治下痢腹痛。熏茶、蒸露、入药皆宜。

为什么精神刺激会引发溃疡病呢？养生保健专家指出人在生气、恐惧、激动、焦虑时，中枢神经系统和内分泌系统会产生相应的反应，使胃酸分泌增多，胃运动功能降低。如此一来，胃黏膜血流减少，胃酸接触胃及十二指肠黏膜的时间延长，胃黏膜充血、糜烂而发生溃疡。不良情绪还会间接减少胃黏膜保护因子的产生，从而抑制溃疡的愈合。在生活中，长期处于焦虑、紧张、抑郁、悲伤、失望状态的人群，消化性溃疡的发病率明显高于普通人群。

心理养生保健专家称心理防御机制缺陷是溃疡病的另一个重要病因。性格内向、敏感多疑、易紧张或急躁的人，面对精神应激时，多采取掩饰矛盾的态度，使矛盾得不到解决，反而转化为长期的慢性刺激，最终诱发消化性溃疡，或使原有溃疡恶化。

椒江34岁男子何先生消化功能一直不是很好，有的时候吃多了就会肚子胀气，上腹会有一点儿疼痛。但因为平常症状不严重，也不影响工作生活，再加上单位工作一直比较忙，所以一直拖着没去查。最近一个月，胀气疼痛的症状似乎有点加重，有一次胃痛了近半个小时。正好单位组织员工到医院体检，他特地咨询了体检工作人员，在体检项目中加了胃镜，顺便查一查自己的胃是不是有什么问题。

胃镜检查结果显示他有胃溃疡，受到幽门螺杆菌感染。胃里甚至还有一个陈旧的出血点，说明他以前有过胃出血，只不过出血量少，没有造成严重后果，所以他没注意到。医生说，今后要吃药进行治疗，否则溃疡会越来越严重。

去医院医生说他的胃溃疡是胃肠黏膜被胃消化液自身消化而造成的超过黏膜肌层的组织损伤。

"说直白点，就是胃自己把自己消化掉了。"医生解释，胃会分泌胃酸和胃蛋白酶用于消化各种食物。胃酸是强酸性物质，具有较强的侵蚀性。胃蛋白酶具有水解蛋白质的作用，会破坏胃壁上的蛋白质。在这些侵蚀因素的作用下，胃肠道仍能抵抗而维持黏膜的完整性及自身的功能，主要是因为胃、十二指肠黏膜还具有一系列防御和修复机制。

人们把胃酸及胃蛋白酶的有害侵蚀性叫作损伤机制，而胃肠道自身具有的防御和修复机制则被称为保护机制。正常情况下，人的胃十二指肠黏膜的保护机制和胃酸及胃蛋白酶的侵蚀之间是平衡的状态。但当某些因素影响了保护机制，或者胃酸分泌过量，打破平衡，胃酸及蛋白酶侵蚀自身黏膜，溃疡就形成了。

人在春天的时候容易抑郁，特别伤感，这与体内的阳气逐渐上升，向外发散有一定关系。玫瑰花含有丰富的维生素A、B、C、E、K以及单宁酸，能改善内分泌失调，消除疲劳。调气血，调理女性生理问题，促进血液循环，美容、调经、利尿、缓和肠胃神经、防皱纹、养颜美容。中医认为，玫瑰花味甘微苦、性温，最明显的功效就是理气解郁、活血散瘀和调经止痛。另外，玫瑰花的药性非常温和，能够温养人的心肝血脉，舒发体内郁气，起到镇静、安抚、抗抑郁的功效。

养生方：粉玫瑰5朵，去核红枣2枚，用80摄氏度的水泡制（水温过高会破坏维生素C）。饮用泡玫瑰花水的时候，可以根据个人的口味，调入冰糖或蜂蜜，以减少玫瑰花的涩味，加强功效。

需要注意的是，玫瑰花最好不要与茶叶泡在一起喝。因为茶叶含有大量鞣酸，会影响玫瑰花舒肝解郁的功效。另外，玫瑰花活血散瘀的作用比较强，月经量过多的人在经期最好不要饮用。

此外，早春时节，虽然天气开始变暖，但昼夜温差较大，天气多变，时有寒潮过境，容易出现腹痛、腹泻、恶心等胃肠不适症状。茉莉花味辛甘、性温。具有理气、开郁、辟秽、和中的作用。主治下痢腹痛、结膜炎、疮毒，能促进胃的消化吸收，缓解胃痛，对腹泻、腹痛有很好的疗效。此外，茉莉还有安神的效果，可以让人情绪镇定，舒缓紧张，心情清新、舒畅。

养生方：茉莉花干品5克（鲜品15克），冰糖或蜂蜜适量，热开水冲泡四分钟，过滤后即可饮用。茉莉花茶治目赤肿痛，迎风流泪，用适量茉莉花煎水熏洗，或配金银花9克，菊花6克，煎水服。

🥣 玫瑰绿豆汤

1.材料：绿豆40克，海带100克，甜杏仁30克，布包玫瑰花1个。

2.做法：

（1）将绿豆洗净，海带切丝。

（2）将海带、绿豆、甜杏仁一同放入锅中，加水煮，并加入布包玫瑰花。

（3）将海带、绿豆煮熟后，将玫瑰花取出，加入红糖即可。

3.功效：清热，降血压，散结，舒缓心情。

🥣 红情杨梅玫瑰冰茶

1.材料：杨梅150克，玫瑰花2克，冰块、蜂蜜各适量。

2.做法：

（1）冰格加水，放入干玫瑰花一起冻成冰块。

（2）杨梅肉去核切成小块。

（3）将冰块、1/2的杨梅肉、少量水一起入食品料理机。

（4）搅打成泥。

（5）滤出杨梅汁，加入少量蜂蜜。

（6）另取十几块冰块在料理机中打成碎冰。将碎冰、杨梅汁、余下的杨梅肉和带有干玫瑰的冰块一起混合入杯中即可。

3.功效：开胃解暑，消除疲劳。

🥣 玫瑰茉莉蜂蜜茶

1.材料：玫瑰花3克，茉莉花3克，蜂蜜一大勺，柠檬片2片，白水550毫升。

2.做法：

（1）将水倒入锅中煮沸后放入红茶包，冲泡约6分钟。

（2）将玫瑰分朵放入红茶液内拌一拌，继续用小火煮沸。

（3）倒入蜂蜜后关火并加入柠檬片即可。

3.功效：调理气血，提神醒脑。

慢性咽炎，

薄荷叶泡茶有奇效

《随息居饮食谱》云：辛甘苦温。散风热，清利头目、咽喉、口齿诸病，和中下气，消食化痰，开音声，舒郁感，辟秽恶邪气，疗霍乱痈疮。酿酒、蒸糕、熬糖、造露均妙。惟虚弱多汗者忌之。

对于长期处在不良情绪中而引发慢性咽炎的女性患者，可以通过喝一些药茶来缓解自己的症状，那么这些药茶有什么作用呢?让我们一起看看专家的说法吧。

慢性咽炎是一种多发病，好发于教师、销售员、演艺人员等人群。常见症状有咽部异物感、发痒、灼热、干燥、微痛、干咳、痰多不易咳净等。分泌物可引起刺激性咳嗽，或于刷牙漱口、讲话多时易恶心作呕。

推荐慢性咽炎患者喝的第一种药茶是胖大海茶，先将胖大海用温水洗净，再与冰糖一起用沸水冲泡15分钟，代茶饮用，具有清热润肺、利咽解毒的作用。适用于急慢性咽炎、喉炎、扁桃体炎，症见咽喉肿痛，或咽痒作咳。

第二种药茶就是菊花茶，剪碎鲜菊花和鲜茶叶，共捣取汁，用凉开水40毫升冲泡即可。干品则煎汤代茶。每日1剂，不拘时饮用。具有清热利咽、消肿止痛的作用。主治急慢性咽炎、咽喉肿痛、刺痒不适等症。

此外，对于一些情绪所致的慢性咽炎患者，可以用莲子心、薄荷叶等泡茶饮用，还可凉拌、清炒苦瓜等来进行调理。

"要想根治慢性咽炎，先去除心中的压抑情绪。"这是河南中医学院一附院脑病科主任医师王新志跟患者常说的一句话。慢性咽炎和心情抑郁关系大吗？王主任说是肯定的。

每当说起林黛玉，很多人首先就会想到她多愁善感、郁郁寡欢、感物伤怀的性格。其实，林黛玉的身体像弱柳扶风般娇弱也与她的这种性格是分不开的。

生活中，许多慢性咽炎患者身上也有一些和林妹妹一样的性格。有些人经过治疗后，咽炎不再犯，有些人却反复发作。为什么呢？当医生问他最近是否顺心时，他就会回答说："最近心里很堵。"这是什么不良情绪在作怪呢？一个字——悲。大家想一想，林妹妹是一种什么性格，她是喜也悲、怒也悲、笑也悲、哭也悲。所以，一个"悲"字伴随了她的一生，肺病、咳嗽也伴随了她的一生。

王新志说有一名患者是大学老师，虽然才30岁刚出头，但她的慢性咽炎却已经有五六年了。药吃了一大筐，但病就是不见好。后来了解到，这位患者平时非常容易发火，还爱生闷气、心眼儿小，遇事想不开，还特别爱哭。

针对她这种情况，王主任给她开了一服半夏厚朴汤药方：

半夏9克，厚朴6克，茯苓12克，生姜3片，苏叶2克。方法是把药用水泡上30分钟后，加入300毫升水，然后用武火煎至沸腾，再用文火煎20分钟左右就可以喝了。每次喝150毫升。第一次煎完后的药渣不要倒掉，晚上可以再煎一次。

这名女患者连着喝了半个月，喉咙里的异物消失了，慢性咽炎产生的一系列症状也消失了。

需要提醒读者的是如果患慢性咽炎的朋友还伴有多痰症状，可再加入瓜蒌10克，贝母6克；如果是兼有咽部滤泡增生症状的，则可加入玄参、牡蛎各12克，因为这两类药都具有软坚散结的作用。

这个方子非常普通，也没什么危险性，大家可以放心服用。另外，中成药逍遥丸对治疗慢性咽炎效果也非常好，而且价格也不贵。

在生活中，由于心情不好而导致慢性咽炎反复发作的，还可以用莲子心、薄荷叶泡茶喝。饮食上要多吃些苦瓜，凉拌、清炒都可以。

薄荷绿豆汤

1.材料：绿豆30克，薄荷干10克，水适量。

2.做法：

（1）绿豆放入500克清水中煮好。

（2）薄荷干用水冲洗，加水约1大碗，浸泡半小时，然后用大火煮沸冷却，过滤，再与冷却的绿豆汤混合搅匀。

3.功效：增进食欲，降血脂，降低胆固醇，抗过敏，解毒，保护肝脏。

薄荷蜂蜜豆浆

1.材料：薄荷叶4片，豆浆200毫升，蜂蜜适量。

2.做法：

（1）将薄荷叶洗净切碎。

（2）将切好的薄荷叶和豆浆一起放入榨汁机榨汁。

（3）在榨好的果汁内放入适量蜂蜜搅拌均匀即可。

3.功效：提神醒脑，抗疲劳。

茴香，
厨房里的补肾高手和胃病克星

《随息居饮食谱》云：辛甘温。调中开胃，止痛散寒。治霍乱，蛇伤，脚气。杀虫，辟秽。制鱼肉腥燥、冷滞诸毒。

一提到茴香，人们多会想到那种一粒粒的调料品，炖鱼、烤肉、去腥臭味总是少不了它。然而，它的茎叶部分也有许多功效，特别是肠胃偏寒的人更应多吃。

茴香含有丰富的维生素 B_1、B_2、C、胡萝卜素以及纤维素，钙和铁的含量也比较高。它味辛性温，有温肝肾、暖胃、散寒止痛的作用。它还能刺激肠胃神经血管，促进消化液分泌，增加肠胃蠕动，排除积存的气体，有健胃、行气的功效，适合脾胃虚寒的人食用。另外，茴香当中的茴香醚有抗菌功效，对大肠杆菌、痢疾杆菌等都有很好的抑制作用，可以预防多种感染性腹泻，促进炎症及溃疡的痊愈。

茴香有特殊的香气，是搭配肉食和油脂的绝佳蔬菜，用它来做馅，能增强人的肠胃抵抗力。需要提醒的是，茴香中镁、锌含量也很丰富，吃前用沸水焯一下，可去除涩味。

秋季到来，气温下降，脾胃虚寒的人可能会出现胃部寒凉、腹泻等症状。在暖胃驱寒方面，除了姜，茴香也是功不可没。

茴香主要入肾经，直接补肾的阳气。阳虚的人怕冷，吃茴香为佳，此是补虚寒；茴香也能调实寒，外感风寒，吃茴香可以发散风寒。身上任何寒证都有用，如手脚发凉、胃寒冷痛、小腹冷痛等。茴香能调理胃寒型胃病，茴香对胃寒胃痛的人能暖胃；对食欲不振的人能开胃；对消化不良的人能助消化；对情绪抑郁的人能振奋精神。茴香理气作用特别强，如胸闷、打嗝、肠痉挛、腹胀气、疝气、口气等。小茴香大补肾阳：举凡疝气、下焦寒湿、气滞、疼痛、痛经、遗尿肾虚腰痛等皆效好。

治胃病药膳方：何首乌茴香炖猪肚。

小茴香籽30克，生首乌60克，猪肚一只。把小茴香籽与生首乌放入猪肚内，缝合起来，加冷水下锅，大火烧开，小火炖熟，不放任何调料。吃肚喝汤，最好把首乌一起吃下，小茴香籽不用吃。一只猪肚两天吃完，1个星期炖1次，连吃3个星期。

现在很多男人往往由于各种原因，会因阴液逐渐不足而出现肝肾阴虚等现象。为避免这种情况的发生，可将250克食用盐与少许小茴香放在一起炒热后装到布袋中敷肚脐，可达到补肾壮阳、促进阴阳平衡的目的。

其中，盐入肾经，有一定的补肾养阴作用；小茴香辛温，有通窍的作用。放在肚脐这个位置，是因为肚脐是调节人体阴液的重要部位，而且盐容易通过这个部位被人体吸收。之所以炒热，一方面热能促进人体对盐的吸收，另一方面热效应直接刺激肚脐，能有效调节经络。

要使其发挥更大的效果，建议在17点到19点这个时间段敷，因为此时是肾经的当令时分，也是补肾的最好时候。此外，还要多吃一些黑色的补肾食物，比如黑豆豆浆、芝麻糊、核桃仁等。

茴香有大小之分。小茴香是草本植物茴香的果实，看起来像谷子，又叫谷茴香；大茴香是八角茴香的果实，个大，呈八角状，所以也叫八角茴香。

冬天煮牛羊肉时，加入桂皮、大茴香，或者大小茴香一起放，既可祛除肉类的膻气，又可使味道醇香，还能起到温补脾胃、行气散寒止痛的功效，吃下去肚子暖暖的。

不过话又说回来，一向脾胃功能亢盛、冬季也不怕冷者，即使是在严寒的冬季，也不可常吃茴香等中药煮的肉类或其他食物。

有的人吃完加了大小茴香的食物就流鼻血，是因为他们本来就是热性体质，再吃这类热性食物，等于是火上浇油。

家庭里多用大小茴香作为食物作料。除了用来煮肉类，大小茴香还可以用来煮瓜子、熏豆干，做粉蒸肉、蒸鱼时都可以放一点儿茴香粉调味。所以，在家里可以把大小茴香各等份打成粉，像胡椒粉一样装一小瓶。如果您不是一个体质太热的人，可以偶尔用茴香做点儿东西来吃，香香的，吃下去暖暖的，胃口也会好很多。

茴香的嫩茎、叶作为蔬菜，香气浓郁，不仅可以加些肉做馅，还可用来炒鸡蛋，特别适合肠胃偏寒的人食用。

五香狗肉

1.材料：狗肉250克，小茴香、桂皮、丁香各6克，葱、姜、蒜、酱油、料酒、白糖各适量。

2.做法：

（1）将狗肉洗净，放入锅内，加水烧开。

（2）放入小茴香、桂皮、丁香以及葱、姜、蒜、酱油、料酒、白糖煮到狗肉酥烂，取出切成片，放回汤内即可食肉喝汤。

3.功效：用于肾阳不足、腰膝软弱、四肢不温、阳痿不举等症。

砂锅炖驴肉

1.材料：生驴脯肉1250克，鲜冬笋100克，葱10克，姜8克，大茴香1克，花椒1克，白果100克，胡椒粉0.5克，精盐5克，白糖10克，绍酒25克，酱油50克，味精1克，鸡清汤1000克，芝麻油3克，花生油100克。

2.做法：

（1）生驴脯肉用清水洗净，切成一寸见方的块，用铁钎在肉上扎些眼，下开水锅煮透，捞出放凉水内泡一小时，使其出尽血沫。

（2）冬笋切秋叶片；花椒、大茴香洗净后用布包好；白果下锅煮熟，去壳去心，葱切成段。

（3）砂锅上火，加入花生油烧热后入葱、姜，放驴肉块及各种配料调料、鸡清汤，大火烧开，移小火炖约两小时，待肉酥烂，汤色棕黄时取出布包，撒胡椒粉，原锅上桌。

用糖，
不要想当然

《随息居饮食谱》云：甘平。润肺，和中，缓肝，生液，化痰止嗽，解渴析醒，杀鱼蟹腥，制猪肉毒，辟韭蒜臭，降浊怡神。

我们生活中常吃到的糖有三种：白糖、红糖和冰糖。但平时使用时，很多人可能都没有想过它们的区别。

其实，糖与糖的作用大有不同，不能用错。

比如，如果着凉了喝姜糖水，一定要用红糖。我曾经给大家介绍过一个调治严重风寒感冒的小方法，就是生姜加上连须葱白和陈皮一起煮。在这个小偏方里，如果要放糖调味，就只能放红糖。

有一次，一位北方的朋友说她的孩子得了风寒感冒。我就教她说，回家用几片生姜，加两三个葱白（连着根须）和一个陈皮煮水给孩子喝，并且特意嘱咐说："因为是小孩子，如果怕他不爱喝，你可以在水里加一点点红糖。"

她回去做了以后，第二天跟我说，孩子的感冒是好了，但怎么有点儿咳嗽了？我就问她，你昨天是怎么做的？她说："我用了你说的生姜、葱白、陈皮。后来我婆婆说，咱们孩子生病了，得用点儿高级的糖。红糖不好，我们加点儿冰糖吧。而且，婆婆还想着，我这孙子生病了，很心疼，多用点儿糖，于是就加了一大块冰糖。"

我跟这位朋友讲，你用错糖了。因为红糖是温性的，而冰糖是凉性的。调治风寒感冒的时候，要驱寒，如果用了冰糖，就等于把药的温性抵消了。而且还用了一大块，这就超量了。孩子吃下去以后，由于糖分太高，又影响了消化功能，所以第二天就咳嗽起来了。

所以说，每种糖的作用是不一样的。我们在饮食中用到糖时，就要提醒自己：糖，不光是一种调味剂，不是加点儿甜调口味那么简单，它自有它的作用。如果糖加错了，不但没效果，有时还会适得其反。

红糖可补血、活血

说到红糖，虽然它不是精炼的糖，但你不要因此认为它是比较低档的。红糖是一个很好的东西，女性朋友一般都比较熟悉它，它是补气血的。

女性产后一定要喝红糖水，不仅补气血，还能帮助她尽快排恶露。此外，调治风寒感冒的时候，我们要用到红糖，调理脾胃虚弱，红糖也不可少。

我们可以把红糖的作用概括为两大特点：第一是补血，第二是活血化瘀。红糖既补血又活血，这是非常难得的。

女性都想补血，但有时吃昂贵的补血药都补不好，这是因为不得其法。我们都知道"旧的不去，新的不来"的道理，一味地补是不行的，一定要把旧的瘀血化掉了以后才方便新血的产生，红糖刚好就有这个作用。所以，女性朋友平常多吃一些红糖是很有好处的，既补血又活血，能让你的气色变得更好。而且，红糖又是一个温性的东西，在调理一切寒凉的疾病时都可以派上用场。

红糖不仅仅是糖，它其实还含有很多的营养素，不像白糖那样经过提纯了。跟白糖相比，红糖含有更多对我们人体有益的东西，所含的微量元素对人体的造血机能有很强的刺激作用，这正是它能补血的关键。

日常生活里，你完全可以考虑在烹调饮食时用红糖来代替白糖，这样就可以让家里人有更多的机会吃到红糖。这样既控制了糖的总体摄入量，又利用到了红糖的营养。平时，在家做菜我都会用到红糖。我会在厨房放一罐子白糖，一罐子红糖。红糖不宜下锅久煮，一般用来做凉菜比较适合。凉拌菜里放一点点红糖，口味会更好。而且，生拌的菜多半寒凉，用一点儿红糖还可以暖胃。

有一点大家要注意，红糖里面的矿物质很丰富，它容易产生化学反应。你如果用红糖来烹调食物，就要注意不要让它在锅里加温时间太长。尤其是你用铁锅的时候，更容易和红糖产生化学反应，所以红糖一般在起锅时放比较好。

注意：红糖是温性的，热性体质的人要慎用，吃多了容易生湿热。小孩子也不适宜多吃红糖。一年四季中，春季要少吃红糖。

冰糖可润肺、清火

和红糖相反，冰糖是凉性的。如果风寒感冒用红糖，那么风热感冒就应该用冰糖。

红糖适合夏天和冬天吃，而冰糖适合春天和秋天吃。春天，天气刚开始热的时候，很多人容易咳嗽上火、干咳。如果是没有痰的干咳，就可以用冰糖了。它既能清火，还可以润我们的肺，清除肺热。所以，春天我们用到冰糖的机会会比红糖多一些。如果平时爱喝红糖水，那春天你就可以适当地减点儿量，因为红糖是温性的，有可能会引起上火。

冰糖清肺热，同时又有润肺的作用，所以，当肺里有热、干咳的时候，我们往往要用到冰糖。比方说冰糖炖梨，既润肺还清肺热。同样，炖银耳的时候，一定要放冰糖，因为银耳也是润肺的，它和冰糖在一起有一个 "1+1>2" 的作用，如果放别的糖就没这种效果了。

白糖是我们平常用得最多的调味品，但我不是特别推荐你大量地用它。因为白糖是经过提炼的，里边的营养素已经很少了，它主要起一个调味的作用。并且，白糖还含有大量的糖分，吃多了会影响身体健康。

有时候，我们在饮食保健中也会用到白糖，因为它有一定的润肺、清肺热的作用。不过，冰糖清肺热的效果更好，炖汤品时首选冰糖。

白糖，还有一定的解毒作用。实际上，所有甜味的糖类都有一点儿解毒的作用，而白糖由于糖分的含量非常高，所以效果比较快。以前，如果有人吃了一些有毒性的东西，在紧急情况下，人们就会马上给他灌白糖水来解毒。

有的人一天没吃饭，感觉头晕，这是低血糖的反应，马上喝一杯白糖水也能缓解。

吃白糖会让血液偏向于酸性，并且这种作用很强。我们都知道，人的身体要在偏于弱碱性时才能保持健康状态，如果血液长期偏于酸性，我们体内的毒素会堆积，癌细胞也是在酸性环境中生长的。所以，大家用白糖的时候，尽量控制它的用量，这样会比较健康一些。

🥣 蜂蜜雪梨炖百合

1.材料：贡梨1个，鲜百合1个，冰糖、蜂蜜各适量。

2.做法：

（1）贡梨去皮、去心，切成块，放入炖盅内，加纯净水盖过梨，以免氧化。

（2）百合剥开，削去干掉的部分，放入炖盅内，加入蜂蜜和冰糖，再加纯净水盖过所有材料。

（3）把炖盅盖好，注入清水，大火烧开后，转小火炖40～60分钟即可熄火，凉至不烫口就可食用。

2.功效：清热化痰，养肺。

🥣 冬菇煨鸡

1.材料：鲜冬菇50克，土鸡200克，生姜10克，蒜苗10克，花生油、盐、味精、白糖、蚝油、老抽王、麻油、湿生粉各适量。

2.做法：

（1）鲜冬菇去蒂、洗净切片，土鸡砍成块，生姜去皮切片，蒜苗洗净切小段。

（2）砍好的土鸡加少许盐、味精，用湿生粉腌制，烧热锅下油，放入鸡块、姜片，炒至八成熟时待用。

（3）后注入清汤、冬菇，剩下的盐、味精、白糖、蚝油、老抽王，用小火煨至鸡肉入味，加入蒜苗，用湿生粉勾芡，淋上麻油，出锅入碟即成。

3.功效：增强免疫力。

🥣 黄鱼炖豆腐

1.材料：黄鱼500克，豆腐200克，葱、姜、蒜各适量，干红辣椒、淀粉少许，料酒、酱油、醋、盐、白糖各适量。

2.做法：

（1）黄鱼处理干净，豆腐切块，葱、姜切末，蒜切小块，干辣椒掰小段。

（2）洗净的黄鱼沥干水。

（3）在鱼身上涂一层淀粉。

（4）锅烧热，先用姜片在锅壁上擦一遍，再倒入油。

（5）油稍热即可将鱼放入煎，2分钟后翻面，再煎2分钟。

（6）锅内放入干辣椒、葱、姜、蒜略炒。

（7）加入酱油、料酒、盐，接着倒入豆腐块。

（8）锅中加热水，没过鱼和豆腐，大火煮开，转中小火，加醋煮约15分钟。

（9）出锅前加少许白糖，煮开锅即可。

3.功效：补充蛋白质。

第 **8** 章

跟着名医学进补

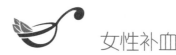

玉灵膏，
女性补血的恩物

《随息居饮食谱》云：龙眼，大补气血，力胜参芪，用于衰羸老弱。

玉灵膏在女性养血方面，有时甚至可以力挽狂澜。很多时候，女性严重血虚，一般药物无法见效，玉灵膏却能起到意想不到的作用。

玉灵膏其实就是两种食品：一是龙眼肉，一是西洋参。

龙眼肉甘温，补心气，益脾阴，服用时，有的人容易上火，而西洋参是凉的，两者一结合，正好调和了阴阳。玉灵膏一般用10份的龙眼肉，配上1份的西洋参。比如，100克的龙眼肉，配上10克西洋参，两者搅拌均匀，放进碗里（碗里不要加水），拿到蒸锅中隔水蒸熟，一般蒸三四个小时就可以了。每次吃的时候，用一羹匙的量，开水冲泡服用，每天一次或两次都可以。玉灵膏养血的效果特别好，但是有痰火的人不能用，孕妇忌服，一般是中医诊断为血虚的人可以服用。起初我没有想到这个方子效果那么好，后来越使用越觉得奇妙，所以就在做节目的时候给大家介绍了。很多血虚的朋友用了都说不错。

我用玉灵膏的例子较多，现在讲述一个比较典型的。

有位女士，身居国外，身体状态非常糟糕。她在邮件中对我说，自从生了儿子之后，她几乎天天都在失眠中挣扎，已经持续了好几年。她经常一整夜都没法入睡，吃安眠药也不管用。人不仅面黄肌瘦、消化不好，而且连说话都会感觉很累，每天时不时地都要躺下来休息。她也去医院全面检查过心脏，没有器质性问题。回国后去了很多家医院，看了很多医生，吃了很多中药调理，效果都不太好。

这位女士说每次去医院，医生都检查不出有什么问题。于是，医生就会叫她回家多运动，她自己连上楼梯、上街买点东西都累得要在沙发上躺半天，在家做点儿家务，心脏都会发紧、发疼，怎么能多运动呢？她在邮件中详细讲述了自己的主要症状：

主要是心脏累。尤其是上午吃完饭后心率会达到80~100次；上楼梯、给孩子穿衣服或说10分钟话都觉得累；下午眼眶发疼，我知道自己气血两亏、阴阳两虚，但是虚不受补，一吃党参、黄芪和当归，脸上就起包；晚上入睡极其困难。

消化极差。早上一起床就大便，有点儿像五更泻。最近吃完饭，胃胀得很厉害，食欲不好，早上足三里到脚的胃经部分又酸又胀，舌苔很多年都很白厚，吃了很长时间的薏米粥，效果也不明显。吃点儿滋补的药后舌苔更白厚。嘴唇总是干得起皮。

肝胆经火很旺。早晨起床嘴发苦、干，眼眶周围很酸痛，说话多了或出去逛逛商场，眼眶就疼；月经头两天，经血全是黑色的，血量很少；舌尖和两边有瘀块。小便很黄。

非常容易感冒，前胸后背总觉得冷。现在家里空调控制在19℃左右，我穿毛衣、毛背心手脚都不冷，但是前胸后背感到冷，必须再加上绒背心才可以，否则就会感冒。

腰酸痛，上个月刚满40岁，头发就已经白了一半，别人说我未老先衰。

我买了很多中医保健书来看，现在尽量早睡早起，吃山药薏米粥等易消化的食物，下午打太极拳、散步。同时，我看网上说艾灸好，便从国内带了艾灸每天灸，但我有点儿阴虚火旺，您说我适合灸吗？

……

这样的病情描述，很是复杂，后来我们通了很多封邮件，还有一些更详细的病情描述，非常多，看得让人头晕。总之，美国那边的西医对她是没有办法了，只能让她服用抗抑郁的药物，还让她检查是否有肿瘤，查了很多次，都没有问题，最后还是按照抑郁病来治疗。

那么我们该怎么办呢？我学的是中医诊断，所以一般会努力训练自己从纷繁复杂的病情中找出基本的病因病机，找出大的方向，我认为只要大的方向对了，逐步调理，就一定能够见到效果的。

其实，我分析后觉得，她这种情况就是生孩子的时候，失血过多，没有及时补充，造成了血虚的情况，一直没有得到改善。很多时候，女性血虚会在外界温度下降的时候，变得非常怕冷，手脚的温度也会变得冰冷，可是，如果夏天温度高的话，手脚的温度就会恢复正常。很多人认为这是阳虚，其实很可能错了，因为这些女性朋友怎么用温阳的药物都不起作用，其实应是血虚，血液不足，无法温暖四肢了，所以四肢很容易受到外界温度的影响，外界温度稍微降低，四肢立刻就会冰冷。这位女性就是这样，她自述就非常怕冷，可是一用温阳的药物就上火，就是这个缘故。

此时，养血是十分关键的，但是为什么之前她服用了那么多养血的药物都不起作用呢？

关键是在她血虚之后，湿气进入了体内。我们要先把湿气去掉，也就是把养血的障碍去掉。于是，我给她开了祛湿的代茶饮，让她当作茶来喝，用的是藿香、佩兰、杏仁、薏米等。等到补血的障碍基本消除之后，我建议她集中力量吃王孟英的玉灵膏。

没过多久，这位女士就给我发来邮件，说：自从吃了玉灵膏睡眠到现在基本恢复正常。现在精力充沛很多，以前的一累心脏就发紧、隐疼，现在也没有了。以前逛商场，一个多小时就觉得眼眶干、酸、累，现在好转很多，不太觉得酸了。

看了邮件，我非常感动，因为她希望将自己的信息公开，是考虑到了天下还有那么多的女性，在生孩子后没有注意自己的调理，最后让身体受到损害，她希望通过自己的例子，给大家提供一些参考。这样的胸怀，值得钦佩。但我还是隐去了她的姓名等信息。

其实，这样的例子还有很多。我曾经到上海的一所商学院做讲座，那里的一位老师，常年腿疼，以前的医生都是按照风湿调理的，效果不好。她让我帮助分析一下，可是我确实不知道她的腿疼是什么情况，我只是看到她的舌质淡白，于是判断她是血虚，因为如果血液不足，无法濡养经脉，经脉就会出现异常，我估计她的腿疼就是因此而起，所以告诉她，可以服用这个龙眼肉和西洋参。于是，她开始服用，结果没有几天，就来邮件告诉我："腿疼已经好很多了！"

另外，还需要提醒大家，中医的原则是调阴阳，不要看到我写的龙眼肉好，就不管自己是否血虚，拿来就吃，这是不对的。王孟英在医案里面就写过一个孩子，因为家里喂养了过多的龙眼肉，导致食积、久治不愈。无论多好的东西，都是对症了才可以使用，否则即使是人参，乱用也会出问题的。

🥣 玉灵膏做法

1.材料：龙眼肉：西洋参：糖=10：1：1。

龙眼干的别名大家都知道，就是桂圆。材料的多少自己准备就好，将比例记清楚就好，我用的是100克：10克：10克，龙眼肉蒸出来是苦的，加白糖提味。龙眼肉与西洋参配伍，温而不燥、凉而不寒，是药食两用的滋补上品。

2.做法：

（1）干龙眼去壳。

（2）将核清理掉。

（3）准备好西洋参片。

（4）用研磨器打成粉状。

（5）将龙眼肉切碎。

（6）用石杵或木杵捣烂。

（7）将捣烂的龙眼肉和西洋参末及白砂糖放到一起。

（8）充分拌匀放入炖盅里。

（9）隔水蒸3～4小时，制成膏状。

3.服用方法：每日1～2次，每次1小勺，开水冲服即可。

老人久服桑葚膏，长精神，健步履

《随息居饮食谱》云：甘平。滋肝肾，充血液，止消渴，利关节，解酒毒，祛风湿，聪耳明目，安魂镇魄。老年服之，长精神，健步履，息虚风，靖虚火。

四五月份，正是桑葚大量上市的季节，也是在家动手做纯手工的古早味"冰糖桑葚膏"的好时机。

桑葚在中药药理中记载，具有镇咳宁肺、补肝益肾、明目利尿、凉血祛风的药理作用。《本草纲目》认为久服桑葚可使人容颜焕发，脑力不衰，头发不白。书中说："桑葚久服不饥，安魂镇神，令人聪明，变白不老。"《本草求真》说桑葚"除热养阴，乌须黑发。"《滇南本草》认为桑葚"益肾脏而固精，久服黑发明目"。中医认为"发为血之余""肾主发""肝开窍于目""桑葚子色黑入肾而养血"，能营养毛发，使须发由白变黑，入肝养血而使双目有神，对发稀容易脱落、头发早白、目暗无神有较好疗效。

桑葚膏为古代著名的养血乌发的传统膏滋方，出自金代刘元素《素问·病机气宜保命集》，原名文武膏，每天早晚各服一汤匙，对血虚面容憔悴、肝肾亏损引起的须发早白有显著疗效。

煮桑葚膏时除了所需的桑葚和冰糖，你还需要知道它的比例。通常来说，桑葚和冰糖的比例是1∶1，喜欢的话也可以加入少许食盐。

桑葚用淀粉洗净后沥干水分，再在锅内一层桑葚、一层冰糖地铺好。开始用极小火煮到水分释出以后再用勺子搅动。煮到桑葚缩小、冰糖完全溶化起糖泡，最后加入少许盐，再搅拌滚下即可。

如果桑葚和冰糖各是1千克的话，大约全程需要1.5小时。等到煮好的桑葚膏完全冷却后放入干净玻璃罐保存。可以一股脑儿放入，也可过滤汤汁和桑葚干分放。

熬煮桑葚膏时，只需要加入适量冰糖就可以了，切记不要加水，因为加水后的桑葚膏不能长久保存。而桑葚的清火作用在秋季才会显现出来。因此，在桑葚盛产季节，大量制作桑葚膏并存放起来，待秋风起时冲水喝，不仅能去除秋燥，还是提高免疫力的小助手。

此外，还要注意熬桑葚膏时不要用铁制容器，以免破坏果体中的多种营养，降低滋补功效。

如果家里有人感冒或者咳嗽，可以取适量桑葚膏，加入热开水搅拌稀释饮下，历时见效。

早餐时，桑葚膏还可以充当果酱涂土司，或加入酸奶、奶酪中食用。不仅增加营养，还能开胃。

腰酸、头昏、耳鸣、神经衰弱、失眠者以及产后血虚的女性、体虚便秘的中老年人可以每天两次将桑葚膏直接冲水饮下，可以增加活力，强身健体。

🥣 枸杞桑葚粥

1.材料：枸杞子5克，桑葚5克，红枣5枚，粳米100克。

2.做法：

（1）将枸杞子、桑葚、红枣洗净，粳米淘洗好浸水备用。

（2）将材料都放入锅中一起煮，熟后用糖调味即可。

内火旺盛，
用核桃油炒茭白

《随息居饮食谱》云：甘寒。清湿热，利二便，解酒毒，已癫疡，止烦渴、热淋，除目黄。

茭白呈竹节状，是一种水生蔬菜，因为它营养价值丰富，也被美誉成"水中参"，是江南的三大名菜之一。

《食疗本草》记载：茭白具有清热解毒、醒酒、降火、消化滞积等功效，可治疗高血压、高脂血等火气过旺引起的疾病。同时，茭白还含有较多纤维素，有利于润肠通便。

除了我们经常提到的季节性燥热，人的身体也会因为日常饮食、环境改变等因素导致体内火气增加。茭白吃起来软软的，很适合老人和小孩的脾胃，家中有老人要常备这种蔬菜。另外，老人容易出现大便干燥、便秘等情况，这其实就是内火炽盛的信号。可以用核桃油炒茭白，体内火气下降，热毒去除，自然也就不再便秘了。这道菜的做法也非常简单：茭白剥去外壳之后，切成薄片，直接用核桃油清炒就可以了。

王士雄在书中说道，茭白品种和口感最好者非杭州水田里生长的莫属了。而记得刚参加工作时，有个杭州的同行来院里学习，有天拉过我问能不能去我家做饭吃，说北方空气比老家干燥很多，最近一直在上火，吃药也下不去，在一个大超市里找到了茭白，想去我家炒来吃。后来我索性让她去我家住了，几餐下来，我也喜欢上了茭白。直到现在，每年秋天茭白成熟季节，她就会邮寄一箱茭白过来。

茭白降火最好的吃法便是用核桃油来炒，核桃油有润肺、利肠的功效，且核桃油性温，可以中和茭白的寒性，从而使食疗效果达到最佳状态。

日常生活中，我们会经常看到一些人面色潮红、肤质粗糙，毛孔也很明显，这也是上火的表现，此时不妨也采取茭白食疗。茭白含有多种维生素、矿物质以及氨基酸，且茭白中含有一种可以清除体内活性氧的物质，从而软化角质，防止黑色素生成，长久下去就会改善面部潮红，使肤质细腻光滑。

当然，这里只是介绍了一种针对性最强的食疗进补方法，作为蔬菜，茭白的烹饪方式是多样化的，可切成丝、片、块、丁，供凉拌、烧烩、爆炒、蒸炖及烧汤、煮羹，或荤或素。即使是整根水煮或烤熟后剥掉外皮，蘸酱油、沙拉酱食用，它本身的食疗价值依旧是存在的。

购买茭白时，要选择色泽洁白、鲜嫩肥大的，新鲜的闻起来有股淡淡的清香；如果是发黄、发黑，外壳干硬的，说明肉质粗老，就不要购买了。

要叮咛一句，茭白内的草酸含量较多，草酸会阻碍人体对钙质的吸收，因此，在食物搭配上需要注意，另外，茭白跟豆腐同吃容易形成结石，要避免。

🥣 茭白炒肉

1.材料：茭白2根，猪五花肉150克，葱、姜、蒜、泡花椒、鸡精各适量。

2.做法：

（1）五花肉切片，茭白切片备用，锅洗净烧干水分，放入肉炼出少许油。

（2）放入泡花椒爆香，下入剁椒炒香；加入姜出香味，放入茭白翻炒一分钟。

（3）加入高汤或水大火烧开改中火炖10分钟。

（4）放入大蒜和葱花拌匀，再加入鸡精拌匀即可装盘。

身上有水肿，小便不畅，
试试冬瓜鲫鱼汤

《随息居饮食谱》云：冬瓜，甘平。清热，养胃，生津，涤秽，除烦，消痈，行水。

在南方，夏天一到，家家户户都会准备几道消暑汤水，苦瓜排骨汤、冬瓜鸭子汤、绿豆海带汤……而这其中，又以用冬瓜煲汤最常见。这跟南方的湿热气候有关，更关键的是，冬瓜的确是个好东西。

冬瓜是水分容量相当大的蔬菜，补水效果一流。夏天气温高，为了防止中暑，人体的散热机制除了流汗外，小便也是一个重要的环节，而冬瓜就具有很强的利尿之效。

此外，夏天人体出汗时，钾、水溶性维生素均会随看汗液流失，导致体内的钾含量、维生素含量均偏低。要知道了低钾、低维生素都会导致夏季人体倦怠无力，而冬瓜可补足因流汗而缺失的钾和维生素。夏天多吃冬瓜，可多补水，多利尿，多散热，并补足钾、维生素，自然就可以达到清热解暑的效果了。

说到冬瓜的利尿，有一道汤是不得不介绍的：冬瓜鲫鱼汤。

这道菜的做法很简单，取300克冬瓜，去瓤，勿切皮，洗净切片或块；鲤鱼1条，去掉鳞、鳃、内脏等，洗净擦干，下油锅煎至金黄色（以去腥味）；

在锅中加入适量清水，煮开后加入冬瓜、姜片、葱段等煲至鱼熟瓜烂，调入少量食盐和胡椒粉即可。

这里要注意的是，做汤的时候冬瓜千万不能去皮，冬瓜的利尿作用主要靠的是冬瓜皮。药理试验研究表明，服用冬瓜皮后，在2小时内肯定有利尿之效，所以这道食谱强调的是冬瓜不能切皮。食谱中鲤鱼的作用在于滋养补虚，补充蛋白质。通过食用鲤鱼补充蛋白质，可改善低蛋白血症，再加上冬瓜的利尿之效，一补一利相结合，自然很快就能达到利水消肿之效了。

如果要给每种食材贴上一张标签的话，利水消肿算是冬瓜的第一张标签，而减肥瘦身可以算是冬瓜的另一张标签。冬瓜的瘦身效果早有记载，《食疗本草》里云："欲得体瘦轻健者，则可常食之，若要肥，则勿食也。"《神农本草经》则载文道：久服，轻身耐老。可见，吃冬瓜减肥，古已有之。

怎么吃效果才好呢？给大家推荐这个荷叶冬瓜豆腐煲。

取荷叶一张，洗净后撕成碎片；取500克冬瓜，洗净切片或块（勿扔掉冬瓜籽，将以上两者一起放入锅中，加适量清水共煮成汤，待冬瓜熟透后加入200克豆腐，烧沸后去掉荷叶，加入食盐调味。

现代药理研究显示，冬瓜含有能够抑制糖类物质转化为脂肪的成分，还富含膳食纤维，能抑制肠道对脂质及糖分的吸收，因此有防止体内脂肪堆积、消肥降脂的功效。

这道汤加入荷叶，是为了取其清香，同时荷叶本身也有减肥之效。古代早有"荷叶减肥，令人瘦劣"的记载。此外，豆腐作为高植物蛋白食品，可保证人体营养的供给，在减肥的同时避免可能造成的营养不良。

痛经、面色黯淡，
试试姜枣红糖水

《随息居饮食谱》云：生姜，辛热。散风寒，温中，去痰湿，止呕，定痛，消胀，杀虫。

大家都知道，女性每个月都有几天"好朋友来访"，其中相当一部分人长时间受到痛经的折磨。我见过很多年轻女孩子一到经期就必须躺在床上，小心翼翼地度过让人恐惧的几天。现在也有很多公司，会给女同志们放"姨妈假"。这也从侧面说明，痛经正越来越普遍。

痛经不仅给身体带来病痛，还会严重影响工作和生活。试想你在一个没有"姨妈假"的公司，每个月的那几天都神秘消失，你的工作也因此暂停，会给上下衔接的人带来诸多不便。

在临床上，轻微的疼痛属于正常现象，而一旦疼痛难忍，严重影响工作和生活，你就必须要进行调理。因为痛经不仅仅是肚子痛，它还会影响子宫的健康。

在痛经患者中，不少人是属于寒性、瘀血性的，特点是小腹冷痛，月经量少色暗。这一类人，可以在月经来之前的一周内开始喝些红糖水。王士雄在书中说道："红糖甘温，暖胃，散寒活血、缓中止痛、活血化瘀、舒筋止痛。妇人产后，可以用来行瘀。"所以说，提前喝红糖水可以让身体尤其是小腹提前温暖起来，等月经来的时候，痛经的症状就会缓解很多。

红糖水不仅可以在月经前喝，月经后也同样有用武之地。有不少体质弱的女孩子，往往容易在月经后出现感冒，此时一碗生姜红糖水，就是治感冒的利器。

不过，红糖只能让你的小腹不那么冰凉，从而缓解疼痛，这个方法只适合初级阶段。如果你的痛经不只是小腹痛，还有背凉、腰酸难支、腹部肿胀、面色蜡黄，就需要再搭配上生姜和红枣。

王士雄说，生姜辛热，可以散风寒，温中，去痰湿，定痛，消胀。生姜的热性有通经络的作用，可以驱除体内寒气，减缓背部寒凉。此外，生姜也有镇痛、消胀的作用，有的人经期吃得很少，还是肚胀，红糖水中加入生姜，可以消胀开胃，疏通肠胃，让肠道工作起来更加顺畅。由此，吃得饱暖且营养之后，气色才会好起来。

说到气色，便会想到女性恩物——红枣。《随息居饮食谱》中说道，干红枣，补脾养胃，滋营充液，润肺安神，面色暗黄、贫血、脾胃虚弱等人均适用。感性上来说，红枣红彤彤的颜色让人一下子就联想到它的补气养血作用。

需要强调一下红枣的镇静安神作用。要知道，处于经期的女性通常神经更为敏感，也更容易心烦意乱，脑力劳动者会不由自主的精神紧张，心情焦虑烦躁，入睡困难。这时候，将生姜、红糖、红枣一起煮水饮用，就能很好地解决痛经、面色黯淡的问题。

红枣洗净去核、生姜切片，锅内加两碗水和生姜、红枣一起大火煮开，转小火煮至剩一碗水量，加入红糖煮至溶化就可以了。

那么，有的人会说，用白糖代替红糖可以吗？与白糖相比，红糖是一种未经提纯的粗糖，所含的葡萄糖是白糖的30倍，可以在胃肠道被人体迅速吸收后转化为热能。而白糖含蔗糖比较多，必须要在蔗糖酶的作用下经水解才能被人体吸收，转化成热能的速度要比红糖慢很多。也是因此，白糖属凉性而红糖属于温性。所以，在条件允许的情况下，还是要坚持使用红糖。

关于饮用的次数则要根据你的实际情况，通常情况下，痛经都会伴有肤色暗黄的症状。如果症状不是很明显，可以在每天午餐前饮用一次。症状严重者，要在晚餐前加一杯。

不过，说起来，女性是最易得贫血症的，日常要多吃一些补血的东西，比如红枣、红豆、桂圆等。红枣的吃法更是多样，可生吃，可熟食，还可加工成枣干、蜜枣、枣泥枣糕、枣茶、枣酒、枣醋等。其中"阿胶蜜枣"是最为有效的了。

小孩贪食肚子胀，
山楂萝卜助消化

《随息居饮食谱》云：酸甘温，醒脾气，消肉食，破癥血，散结，消胀，解酒，化痰，除疮积，止泻痢。大者去皮核，和糖蜜捣为糕，名楂糕，色味鲜美，可充方物。

某一天，我在医院门口见到一个孩子，小肚子胀鼓鼓的，哭闹不止。仔细询问，才知道孩子前几天在奶奶家吃了太多东西，

每逢过节，便是孩子们最欢乐的时间，因为有很多好吃的。但有句俗话叫"儿童不知饥饱"，孩子只管吃好吃的，根本不管自己吃撑了没有。往往家长们注意到时，问题已经很严重了。

每年的节假日过后，来我门诊看消化不良的孩子会明显增多。去年中秋节过后，有位妈妈带着三岁的孩子来看病。这位妈妈说，孩子一整天没停过嘴，吃了不少甜食，第二天孩子就不爱吃东西，肚子总是胀胀的，爱哭闹。她看孩子不吃饭，强迫孩子吃，可还没吃完就吐了。

仔细询问后，得知孩子除了食欲不振外，还手足心热、口干、便秘，再看孩子舌苔黄腻，还能闻到呼出的口气中有酸腐味，基本可以断定这孩子是积食了。很多孩子由于年纪小，脾胃虚，吃太多零食很容易积食。积食是指小儿内伤乳食、停聚中焦、积而不化、气滞不行所形成的一种胃肠病症，相当于现代医学的"婴幼儿消化不良症"。

　　小孩积食的原因很多，如喂养不当、饥饱不调、爱吃油腻甜冷的东西，日久导致脾胃升降失调，形成积滞，出现腹胀、呕吐、便秘等。日久化热伤阴，可出现手足心热、面部潮红、盗汗等。如果小儿饮食不规律，长期偏食，易导致胃肠疲劳，消化液分泌失调，食欲不振，影响消化吸收。如果食物缺乏维生素B、纤维素、蛋白质等的刺激，交感神经兴奋增强，胃液分泌下降，胃肠蠕动缓慢，则会出现便秘，大便不能及时排出，引起自身中毒，出现恶心、呕吐、食欲减退等症状。如果食物中糖类过多，胃常有饱胀感，且胃受刺激又易引起乳酸发酵造成胃部发炎，出现疼痛、呕吐，易加重食欲不振。

　　一般临床治疗这个病，许多医生都会给孩子开大黄等中药来攻积导滞，不过这位妈妈说，这孩子从小不爱吃药，稍微有点儿苦的东西，吃进去就会吐出来。我建议她回去给孩子煮点山楂白萝卜水喝，具体做法：山楂25克，白萝卜50克切成片，一起煎一小碗汤，一次服下，一天两次。

　　我嘱咐孩子的妈妈，尽量让孩子吃些清淡的食物，比如粥类、蔬菜、水果等，少吃脂肪含量较多、糖果等食物，以免加重病情。另外，我还提醒她，节假日应该让孩子定时、定量进餐，在一日三餐中，肉类食品要适量，生冷、油腻、刺激性的食物要少吃。饮食不当很容易造成急性肠胃炎，严重的还会造成肠道黏膜坏死等。

　　孩子服用了该方子第三天就不再腹胀，有了食欲，大便也恢复正常了。

🥣 萝卜山楂汤

　　1.材料：
　　白萝卜250克，胡萝卜100克，山楂适量。
　　2.做法：
　　（1）白萝卜洗净，切块；胡萝卜、山楂洗净，均切片。
　　（2）锅中倒入适量清水，放入白萝卜块、胡萝卜片、山楂片，大火煮开后，转成中小火慢慢炖至胡萝卜软烂，出锅前加盐调味即可。
　　3.功效：此汤可以促进肠胃的蠕动，对改善排泄、降压有一定的帮助。

天阴雾霾空气差，
百合炖梨止咳，去烦躁

　　《随息居饮食谱》云：百合，甘平。润肺，补胃，清心，定魄，息惊，泽肤，通乳，祛风，涤热，化湿，散痈。或蒸或煮，而淡食之，治虚火劳嗽，亦可煮粥、煨肉。

　　雾天，不仅给人身心俱疲的感觉，也给身体健康带来不利影响。雾和霾的成分中，除了水汽以外，还含有数百种大气化学颗粒物质，它能直接进入并黏附在人体呼吸道和肺泡中，引起急性鼻炎和急性支气管炎等。对于慢性呼吸系统疾病患者，雾霾天气会使病情急性发作或加重。

　　肺部有一种很可怕的疾病——肺结核，肺结核病又称为痨病和"白色瘟疫"，是一种很古老的传染病，自有人类以来就有结核病。在历史上，它曾在全世界广泛流行，是危害人类的主要杀手之一，夺去了数亿人的生命。只是，随着生活条件的提高和气候的变化，现代人得肺结核的少了。但是，这种以咳嗽为主要症状的隐患还在。如果您经常咳得特别难受，喉咙里似乎有痰，痒痒的令人难受，可又咳不出来的话，那么可以判断这种咳嗽的病因和肺结核的病因是类似的，都是由于肺阴虚所致。肺阴虚是什么呢？通俗地说，就是肺部水分不够，当肺部水分不够的时候，肺就没有足够的资本去抵御来自人体内外的各种威胁。在这种情况下，如果肺部受到天气变化、食物刺激或者是情绪变化影响的时候，肺阴就会损耗得更加厉害，表现出来就是咳嗽了。

这种慢性咳嗽虽然没有过去真正的痨病那么可怕，但现代人的肺也在受着不同程度的灼伤，让我们的健康和寿命不知不觉地减少。而且，这种咳嗽可不是年轻人的专利，不管男女老少都会有，中老年人尤其严重。

怎么办呢？中医上常用百合固金丸来进行治疗。为什么要用百合固金丸呢？我们不妨先来看看这个百合固金丸的组成部分，除了百合外，还有麦冬、生地、熟地、玄参、当归、白芍、川贝、桔梗、甘草等几味药。百合、麦冬是清凉润肺的，滋养肺阴，也清除肺中的火；生地、熟地、玄参是养肾阴的，而且生地和玄参是凉性的，能清肾中浮游之火；当归、白芍则是养肝阴的，且能养血。这三组养阴的药，从肺养到肾，从肾养到肝，符合肺金生肾水、肾水生肝木的相生顺序。

当然，百合固金丸是中药，而且里面大多是滋阴的药，如果运用得不好，也会对身体造成损害，因此对于我们老百姓而言，要用这类药，还得征询医生的意见。有没有一些养生的方法，是我们自己在家可以用的呢？在这里，给大家推荐一个百梨银汤。百就是百合，梨就是雪梨，银就是银耳。要制作这种百梨银汤，可取百合1个，中等个儿的雪花梨半个，银耳、甜杏仁适量。首先将雪花梨削去皮，去掉梨核，然后切成块；银耳、百合、冰糖分别用水洗净；银耳用水浸泡发好后撕成小朵；先把撕好的银耳放入炖盅内，加入清水，放在火上用大火烧开；盖好盖，改用小火炖1小时左右；等到银耳软烂时，揭去盖，再放入洗好的百合及雪梨块，加盖继续用小火炖30分钟左右，当梨块软烂时即可食用了。

这种百梨银汤对于治疗干咳、痰不多咽喉干燥、疼痛等都有很好的功效，甚至包括皮肤干燥等症状都可以通过食用这个汤来改善。吃的时候不要只喝汤，百合、梨、银耳等也要吃掉。这些食物都是滋阴润肺的，非常有利于肺部健康。

另外，在这个汤中，还可以加入贝母。什么情况下加入贝母呢？如果是在外邪入侵下引起的咳嗽时，就可以加上浙贝母10克，它主要是针对发散外邪的。而如果你内部有火、有痰，那么这个时候你就可以加上川贝母10克，也就是说同样是贝母，止咳化痰，浙贝母和川贝母，不完全一样。

百合，名称出自于《神农本草经》。其性味甘寒，养阴润肺，清心安神。

用于阴虚久咳、痰中带血、虚烦惊悸、失眠多梦、精神恍惚等症。百合不但有良好的药用价值，还是较好的营养保健食品，早已走上寻常百姓的餐桌。

中药百合含有皂苷、生物碱、多糖、磷脂、蛋白质、氨基酸、维生素、淀粉和大量微量元素等化学成分。百合是佳蔬、良药。百合质地肥厚，醇甜清香，甘美爽口，营养丰富。

百合对于夏日燥热引起的心烦失眠、咽干喉痛、鼻出血以及神疲乏力、食欲不振、低热失眠、心烦口渴等症状均具有良好的治疗作用，而且还可用于夏季心火肺热所导致的急慢性湿疹、皮炎、痱疖、痤疮等皮肤病的治疗。

🍲 百合炖雪梨

1.材料：百合20克，雪梨50克，银耳20克，冰糖5克，枸杞子3克。

2.做法：

（1）百合要洗净后浸泡一夜，浸泡后的水不要倒掉。

（2）把雪梨削皮切成块状。把浸泡了一夜的百合放入锅中煮黏，用文火煮大约1.5个小时就可以了。

（3）倒入切好的梨块、冰糖，再煮半小时左右。